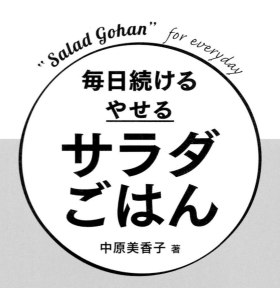

"Salad Gohan" for everyday

毎日続ける やせる
サラダごはん

中原美香子 著

Salad Gohan Recipes

はじめに

私の出産後の話になります。
「授乳中はどんなに食べても痩せる」
そんな噂を信じて好きなものを好きなだけ食べていたら、
なんと体重が増えてしまったのです。
まだ元にすら戻っていない体重、
それがさらに増えてしまうなんて…
これではいけない！　ダイエットしなくちゃ！
けれども、授乳中なので無理なダイエットは避けたい、
そしてバランスのよい食事をとりたい。
育児でバタバタの中、できるだけ簡単なものがいいなぁ…

そこで思いついたのがこの「サラダごはん」でした。
一皿にたくさんの野菜、ごはん、お肉や魚、豆や卵などを
盛り込んで見た目にも鮮やか。(見た目も大切！)
生野菜たっぷりですが、身体を冷やしすぎない工夫もしました。
さっそく、毎日のランチをサラダごはんにし、
骨盤を整えるための簡単なストレッチを10分程度盛り込みました。
そうして、半年間で約8kgの減量に成功！
さらに嬉しかったのは、お通じの悩みが解消されたことでした。
現在は、授乳やストレッチはやめましたが、
サラダごはんは楽しみながら続けています。
おやつを食べすぎたなぁ、野菜不足かな？
そんなときはサラダごはんで調整したりしています。
おかげで大きな体重の変化はありません。

野菜から食べる、豪快に混ぜ込んで食べる、
ドレッシングを変えて楽しんでみる。
一皿でいろいろな楽しみ方ができるサラダごはんで、
健康的なダイエットを始めてみませんか。

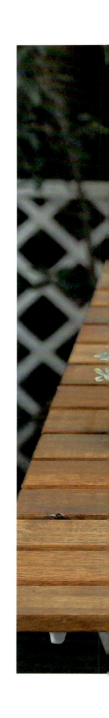

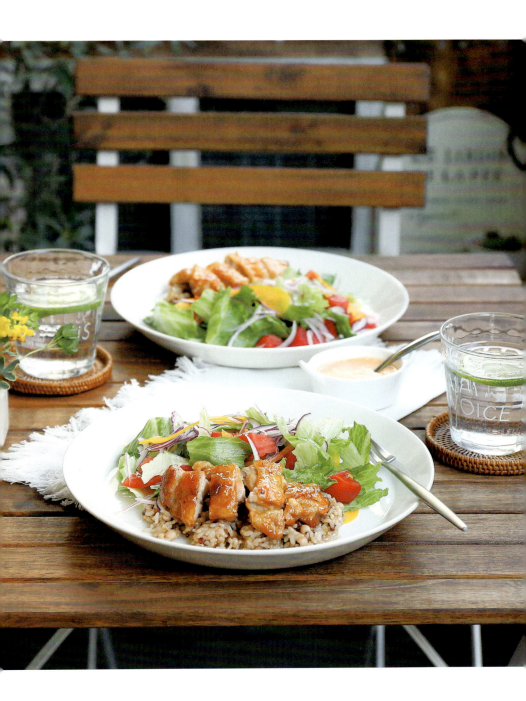

CONTENTS

- 02 はじめに
- 08 サラダごはんの魅力とは
- 12 サラダごはんダイエットの進め方
- 14 サラダごはん作り方のポイント

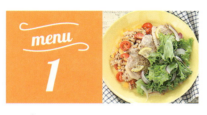

menu 1
お肉の サラダごはん

- 18 カリカリ照り焼きチキンのサラダごはん
- 20 生ハムとスーパースプラウトのサラダごはん
- 22 カレーヨーグルトチキンとほうれん草のサラダごはん
- 24 ポークソテーのオニオンカレーソースのサラダごはん
- 26 鶏むね肉ときのこの味噌チーズグリルのサラダごはん
- 27 ささみとアスパラのナンプラー炒めのサラダごはん
- 28 ヘルシー唐揚げのサラダごはん
- 29 しっとりチキンとレッドキャベツのサラダごはん
- 30 鶏とれんこんのレンジ蒸し明太ドレッシングのサラダごはん
- 31 鶏レバーのオイスター炒めサラダごはん
- 32 豚の生姜焼きのサラダごはん
- 33 肉みそとポーチドエッグのサラダごはん
- 34 カリカリ豚と新玉ねぎのわさびポン酢サラダごはん
- 35 ピリ辛ニラだれの焼き肉サラダごはん
- 36 山かけすき焼き風サラダごはん
- 37 牛しゃぶとごぼうのごまだれサラダごはん
- 38 牛のトマトおろしサラダごはん
- 39 鶏と野菜のココナッツサラダごはん
- 39 春菊とささみの生姜醤油サラダごはん
- 40 セロリと牛ひき肉のエスニックサラダごはん
- 40 鶏と野菜の塩麹オーブン焼きサラダごはん
- 41 ハーブチキンのトマト炒めサラダごはん
- 41 鶏とれんこんのバター醤油サラダごはん
- 42 和風ハニーマスタードチキンのサラダごはん
- 42 ゆで豚とごぼうのエスニックサラダごはん
- 43 マーマレードチキンのグリルサラダごはん
- 43 ココナッツチキンカレーのサラダごはん

44	角切りベーコンとアスパラの塩炒めサラダごはん
44	カリカリベーコンとほうれん草のバルサミコサラダごはん
45	オレンジポークのサラダごはん
45	ひき肉と根菜の黒酢あんのサラダごはん
46	きのことソーセージのトマト炒めのサラダごはん
46	レモンペッパーポークのサラダごはん
47	豚と野菜の甘辛炒めとごま風味のサラダごはん
47	豚となすのポン酢炒めサラダごはん

COLUMN 01
48 栄養価も高いおすすめの雑穀たち

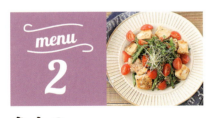

menu 2

魚介のサラダごはん

52	ガーリックシュリンプのサラダごはん
54	鯵とひじきの梅しそサラダごはん
56	サーモンと縮みほうれん草のクリームスープのサラダごはん
58	ツナとかぼちゃのクリーム煮のサラダごはん
59	塩鯖と長いもとみょうがのサラダごはん
60	サーモンとポテトの和風マスタードサラダごはん
61	ケイジャンサーモンのサラダごはん
62	めかじきのガーリック醤油サラダごはん
63	めかじきの青のり照り焼きと豆苗のサラダごはん
64	梅わさびまぐろのサラダごはん
65	まぐろとアボカドの韓国風サラダごはん
66	エビとアボカドの塩レモンサラダごはん
67	鯛の和風マスタードサラダごはん
68	減塩鮭ときのことわかめのサラダごはん
68	シーフードミックスのチーズソースサラダごはん
69	スモークサーモンの和風バルサミコサラダごはん
69	サーモンとアボカドのサラダごはん
70	ほたてと大根のサラダごはん
70	シーフードとポテトのカレー炒めサラダごはん
71	しらすトマトおろしと梅のサラダごはん
71	ぶりとごぼうの甘辛炒めサラダごはん
72	たらのバター炒めのサラダごはん

72	いかのガリバタ醤油炒めとセロリのサラダごはん
73	たっぷりタラモサラダごはん
73	しめ鯖と三つ葉のサラダごはん

COLUMN 02
74 常備しておきたい大活躍の野菜たち

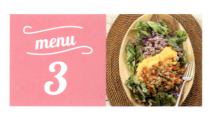

menu 3
卵・お豆の サラダごはん

80	長ねぎとひき肉のオムレツサラダごはん
82	大豆そぼろごはんのレタス包みヨーグルトマヨソースのサラダごはん
84	豆腐と菜の花の明太ソースサラダごはん
86	ピリ辛オクラニラ玉のサラダごはん
87	大葉納豆オムレツの和風サラダごはん
88	ひき肉と豆ときゅうりのオイスター炒めのサラダごはん
89	たっぷり大豆とコーンのサラダごはん
90	ひじきと根菜の豆腐サラダごはん
91	ミックスビーンズとツナのサラダごはん
92	甘辛豆腐ステーキと薬味のサラダごはん
93	枝豆と豆腐のサラダごはん
94	コルビージャックチーズときのこのオムレツサラダごはん
94	うす塩ランチョンミートと目玉焼きのサラダごはん
95	トマトとベーコンの卵炒めのサラダごはん
95	ゆで卵のクミン風味ツナサラダごはん
96	カリカリ揚げとしめじ入り梅納豆のサラダごはん
96	ほうれん草の卵炒めのサラダごはん
97	ケイジャン厚揚げのサラダごはん
97	厚揚げと長いものおかか和えサラダごはん
98	カリカリ梅おろしポン酢の大豆サラダごはん
98	豆と夏野菜のスパイシーサラダごはん
99	ひじきと春菊の白和えサラダごはん
99	大豆のカレー炒めのサラダごはん
100	モロヘイヤ納豆のネバネバサラダごはん
100	くずし絹揚げとごぼうの甘辛サラダごはん

COLUMN 03
101 サラダごはん使えるグッズたち

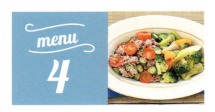

menu 4
野菜づくしの サラダごはん

- **104** レッドキャベツとコーンの サラダごはん
- **106** ジューシーなすの 唐揚げサラダごはん
- **108** たっぷり野菜の ナムルサラダごはん
- **110** たっぷりアボカドの ヨーグルトマヨサラダごはん
- **111** なすとオクラの 照り焼きサラダごはん
- **112** 香味野菜と柚子こしょうの サラダごはん
- **113** 夏野菜の生姜炒め 緑のおろしサラダごはん
- **114** かぼちゃとチーズの カレー風味サラダごはん
- **114** セロリとじゃがいもの ホットチーズサラダごはん
- **115** きのこのオイスター炒め サラダごはん
- **115** ブロッコリーと長ねぎの 塩あんサラダごはん
- **116** カリフラワーの ドライカレーサラダごはん
- **116** ブロッコリーのアーリオオーリオの サラダごはん
- **117** かぼちゃとアスパラの チーズサラダごはん
- **117** エリンギとアボカドの パクチーソースサラダごはん

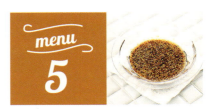

menu 5
ドレッシング・ソース

- **120** バルサミコ醤油ドレッシング
- **120** 和風マスタードドレッシング
- **121** ヨーグルトマヨドレッシング
- **121** 甘辛マヨチリドレッシング
- **122** オニオンカレーソース
- **122** ホットチーズソース
- **123** ごまドレッシング
- **123** 明太ポン酢ドレッシング
- **124** ピリ辛ニラドレッシング
- **124** パクチーミントチリソース

COLUMN 04
- **125** 知っておきたいサラダごはんと栄養
- **126** 主な素材別さくいん

サラダごはんの魅力とは

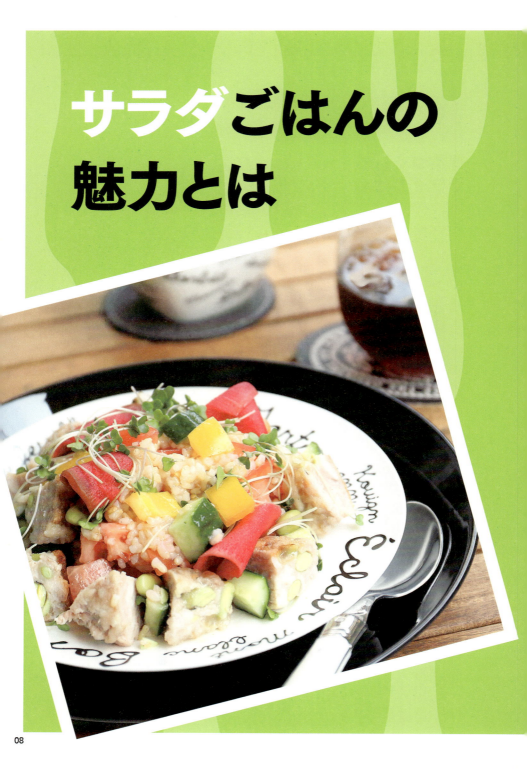

1. たくさんの素材を使うので
バランスよく栄養素がとれる。

2. 野菜でかさが増すので
少ないご飯の量で満足できる。

3. 手に入りやすい野菜を、
様々な組み合わせで使うことで
飽きずに続けられる。

4. 温冷メニューで
身体を冷やしすぎない。

粗熱がとれたごはんに野菜を混ぜ込んだり、温かいメニューを添えることで、身体を冷やしすぎることがないので季節を選ばずおいしく食べられます。更によく噛んで食べることもダイエット効果のUPに繋がります。

5. 野菜を使い切れるようになって、
冷蔵庫もスッキリ。

6. しっかり栄養を摂りながらで
リバウンドしにくい。

7. 食物繊維が豊富なので
お通じが改善、お肌も綺麗に。

8. 計量して作りつづけていくうちに
カロリーを意識する習慣がついたり、
食べ物のカロリーがなんとなく
わかるようになる。

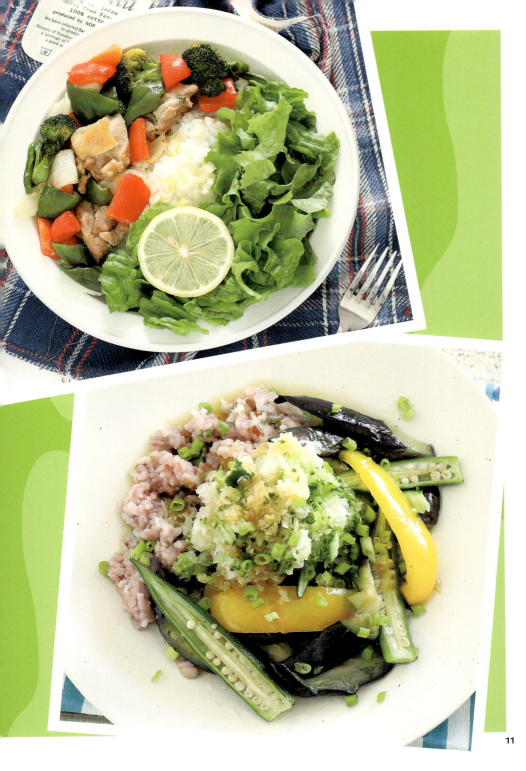

サラダごはん
ダイエットの進め方

無理のない健康的なダイエットのため、適度な運動を取り入れる、よく噛んで食べるなど、基本的なことに気を付けながら楽しく取り組んでみてくださいね。また、サラダごはんは作り置きには向きません。おいしく食べるためには出来立てをおすすめします。

1. ゆるく取り入れてみる。

「最近お肉ばかりだったから野菜をたっぷりとりたいな」「昨日は食べすぎたから今日はヘルシーに」「おやつを食べたいからごはんをちょっと控えよう」そんな風に気軽に始めてみるのも。普段から野菜不足だと感じる人は、野菜のメニューのひとつとして取り入れてみるのもよいかもしれません。

2. 1日に必要な水分はしっかりとる。

サラダごはんは食物繊維が豊富なレシピが多数あります。水分が不足すると逆に便秘を招いてしまうこともあります。必要な水分（カフェインを含まないもの）を十分にとってくださいね。食物繊維と水分のバランスで便秘を改善し、腸から美しくなりましょう。

3. 置き換えてみる。

無理のないように、まずは週に2〜3食をサラダごはんにしてみる。レシピによってカロリーも違うので目標に合わせて決めてください。その際、1日に必要な栄養素はしっかり摂ってくださいね。

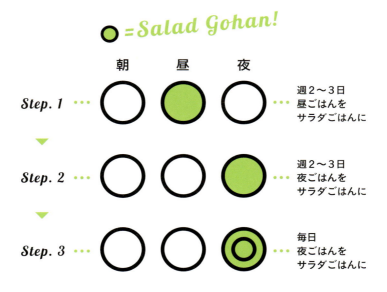

4. さらに、ごはんの量を考える。

紹介しているレシピのごはんはすべて100gなので、それを抜けば副菜だけのカロリーもわかります。お肉や魚、卵など野菜以外の素材も豊富なので、バランスをみてごはんを増減してみるのも。

サラダごはん 作り方のポイント

1. 素材の余分な水分はしっかり切る。

サラダごはんは素材に余分な水分が残っていると味がぼやけやすいです。とくにごはんと合わせる食材はしっかりと水分を切ってから和えるとおいしく作れます。

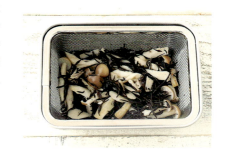

2. ごはんは粗熱がとれたくらいで。

ごはんに野菜を混ぜ込むとき、熱すぎると野菜がしんなりしてしまいます。また、ごはんが冷たすぎると具材と混ぜ合わせにくくなります。ごはんのぬめりを取るため水にさらすレシピもありますが、それ以外のレシピでは粗熱が取れたくらいで混ぜ合わせるのが作りやすくおいしくできるポイントです。

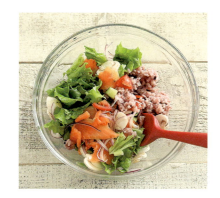

3. おいしく&ボリューム感アップのポイント。

薄切り肉を使う際、片栗粉をまぶして味の絡みをよくしたり、重ならないように広げて弱火でゆっくり焼くことで柔らかさとボリューム感をアップします。さっぱり食べたいレシピではシンプルに炒めるだけのものもあります。

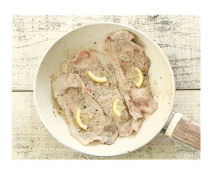

4. 塩は焼き塩などのサラサラタイプを。

味付けの基本になる塩は、なじみやすい焼き塩などのさらっとしたものを使用しています。シンプルな味付けが多いので塩加減が重要になります。水分を多く含むあら塩などでは重量も変わってしまいますので気を付けてください。

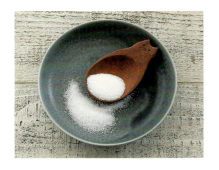

本書のレシピの見方

* **カロリー・栄養について**……調理過程で失われるものについては計算しておりません。
* **塩について**……「少々」=0.3g～0.5g、「ひとつまみ」=0.8～1.0gとしています。
* **ごはんについて**……1食100g。白米は168kcal、玄米は165kcalがカロリーの目安となります。雑穀ごはん=白米計算、玄米雑穀ごはん=玄米計算で行っています。
* **栄養について**……成人女性の推定平均必要量よりも多い推奨量を目安に、主な栄養素を紹介しています。葉酸は、妊婦の方は妊娠時の推奨量を別途ご確認ください。
* **加熱について**……レンジ加熱は600Wです。500Wの場合は時間を1.2倍にしてください。

· Salad Gohan Recipes ·

MENU

1

with

Meat Dish

野菜と一緒にお肉も食べる。

お肉の
サラダごはん

ダイエット中でもしっかりお肉を食べたい人はこちら。
しつこくなくさっぱり食べられるのも魅力です。

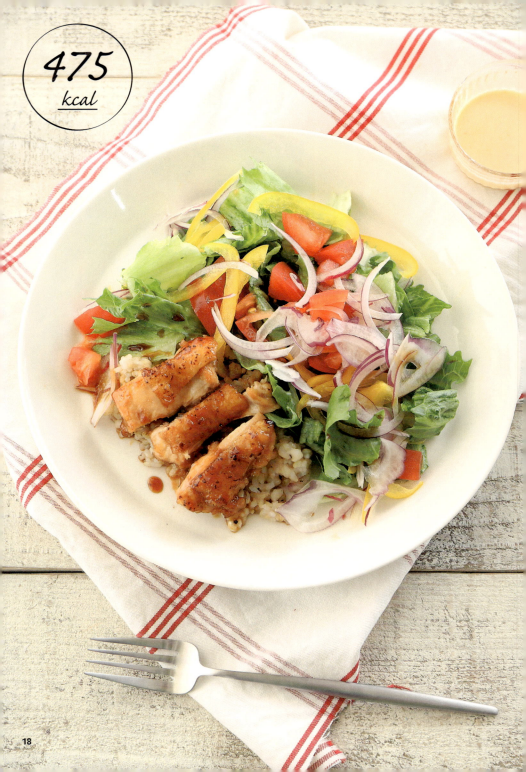

カリカリ照り焼きチキンのサラダごはん

- ビタミンEが1日の1/2以上 ●葉酸が1/3以上(妊婦は1/4以上) ●ビタミンCが約2/3

材料（1人分）

玄米雑穀ごはん　100g
鶏もも肉　80g
レタス　40g
トマト　小1個(70g)
パプリカ(黄)　1/4個(30g)
紫玉ねぎ　20g
片栗粉　小さじ1
A [砂糖…小さじ2　醤油…小さじ1と1/2　酒…小さじ2]
＊甘辛マヨチリドレッシング　p.121参照(カロリーも含まれています)

作り方

1. 鶏肉は均等な厚みになるように開く。片栗粉をまぶして皮目から中火で3分、裏返して弱火で2分焼く。火を止め**A**の材料を余熱で絡める。
2. トマトはざく切り、レタスは食べやすくちぎる。パプリカ、紫玉ねぎはスライサーでスライスする。
3. 器にごはんを盛り、**1**をカットしてのせ、**2**も盛り付ける。ドレッシングを添える。

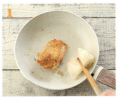

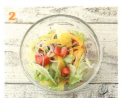

Memo　鶏肉は裏側を少し開いて厚みを合わせると均等に火が通りやすいです。その際、鶏肉から出た余計な脂をキッチンペーパーで拭きながら焼いてください。

408
kcal

生ハムとスーパースプラウトのサラダごはん

- ビタミンEが1日の1/3以上　● 葉酸が1/3以上（妊婦は1/4以上）　● ビタミンCが1/2以上

材料（1人分）

雑穀ごはん　100g
生ハム　4枚（30g）
スーパースプラウト　20g
ミニトマト　4個
新玉ねぎ　40g
アボカド　40g
レモン（みじん切り）　1枚
＊バルサミコ醤油ドレッシング　p.120参照（カロリーも含まれています）

作り方

1. アボカドは1cm角、トマトと生ハムは食べやすい大きさに切る。玉ねぎはスライサーでスライスする。
2. ドレッシングを作り、半量をごはんに混ぜほぐしたら、すべての具材と混ぜ合わせる。
3. 器に盛り、残りのドレッシングをかける。

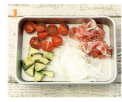

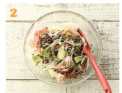

Memo　生ハムは種類によって塩分量が違うので、最後にかけるドレッシングの量を調整してください。

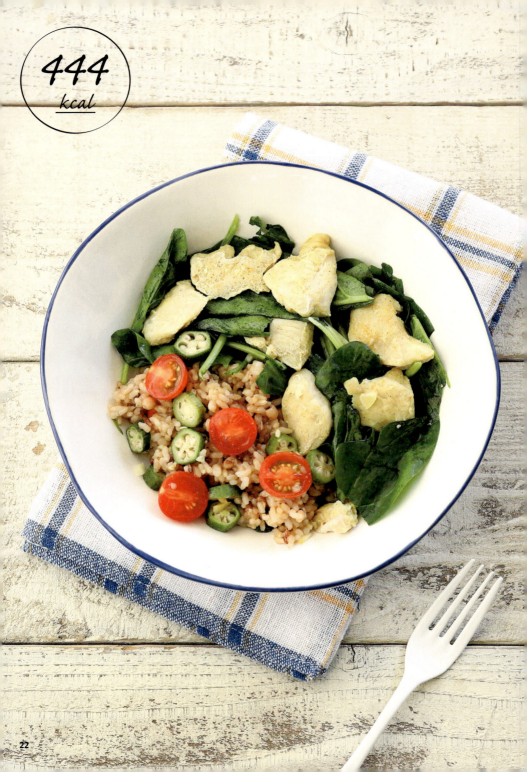

カレーヨーグルトチキンと
ほうれん草のサラダごはん

- ビタミンEが1日の1/3以上　● 葉酸が2/3　● ビタミンCが1/3以上

材料（1人分）

玄米ごはん　100g
カレーヨーグルトチキン　100g
A［オクラ…2本　ミニトマト…4個　塩…ひとつまみ　レモン（みじん切り）…1枚分　オリーブオイル…小さじ1/2］
B［サラダほうれん草…50g　レモン汁…小さじ1　オリーブオイル…小さじ1/2　塩…少々］

【カレーヨーグルトチキン】
［鶏むね肉（もも肉）…1枚300g前後　にんにく（すりおろし）…1/2片　ヨーグルト…大さじ1　カレー粉…小さじ1/2　砂糖…小さじ1　塩…小さじ1/2］

作り方

1. オクラは輪切り、ミニトマトは食べやすく切る。
2. ごはんは軽く水洗いしてぬめりを取り水分を切って**A**の材料と合わせる。
3. チキンをひと口大に切り耐熱容器に並べ、軽くラップをして600Wで1〜2分加熱する。様子を見ながら必要に応じて途中で裏返す。
4. **B**の材料を合わせて、粗熱が取れたチキンを割いて加える。ごはんと一緒に盛り付ける。

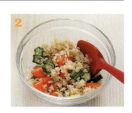

【カレーヨーグルトチキンの作り方】

鶏肉はフォークで適当に刺し、食べやすい大きさに切って、すべての材料とよく混ぜ合わせる。フリーザーバッグに入れ冷凍する。（保存期間2〜3週間）

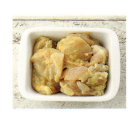

Memo カレーヨーグルトチキンは、1日以上漬けこむと味がしみこみ、しっとり仕上がります。分量は作りやすい分量で1枚分になっていますが、レシピで使うのは100gです。

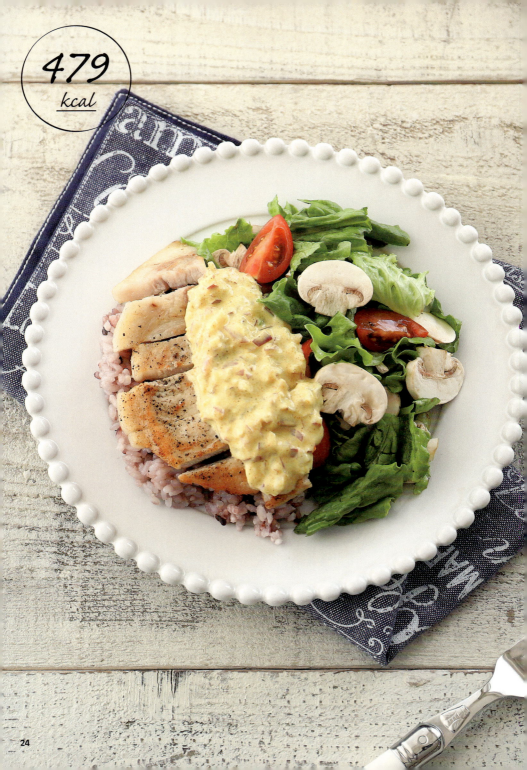

ポークソテーの
オニオンカレーソースのサラダごはん

●ビタミンCが1日の 約1/3　●ビタミンB₁が2/3

材料（1人分）

雑穀ごはん　100g
豚ロース肉　80g
マッシュルーム　3個
ミニトマト　4個
グリーンリーフレタス　2枚
塩　少々
ブラックペッパー　適量
＊オニオンカレーソース　p.122参照（カロリーも含まれています）

作り方

1. ミニトマトは食べやすい大きさに、マッシュルームはスライス、レタスは手でちぎり塩少々と合わせる。ドレッシングの材料を合わせておく。
2. 豚肉に塩、ペッパーで下味をつけ余分な脂をふき取りながらソテーする。
3. ごはんに**2**の豚肉を切ってのせ、野菜も盛りソースをかける。

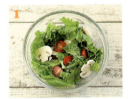

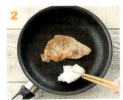

Memo 余分な脂をふき取ることで冷めても食べやすくカロリーダウンできます。

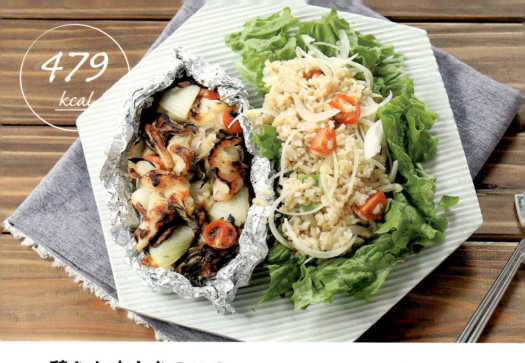

479 kcal

鶏むね肉ときのこの味噌チーズグリルのサラダごはん

●ビタミンEが1日の約1/3　●食物繊維が1/3以上　●葉酸が1/2以上(妊婦は約1/3)　●ビタミンCが1/3以上

材料(1人分)

玄米ごはん　100g
鶏むね肉　80g
とろけるチーズ　20g
しめじ　30g
まいたけ　40g
ミニトマト　4個
玉ねぎ　1/4個(50g)
グリーンリーフレタス　3枚
A［味噌…小さじ1　砂糖…小さじ1/2　醤油…小さじ1/2　水…小さじ2］
B［オリーブオイル…小さじ1/2　酢…小さじ1/2　塩…少々］

作り方

1. 鶏肉は小さめのそぎ切りに、きのこ、野菜を食べやすい大きさに切る。(ミニトマトと玉ねぎは半量)

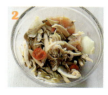

2. **A**の材料を混ぜ合わせて**1**とチーズを加える。アルミホイルに入れてグリルで15分、途中肉を返して火が通るまで焼く。
3. 残りの玉ねぎはスライス、ミニトマトは1/4に切り、ごはんと**B**と合わせる。
4. 全て器に盛り付ける。

Memo 具材をグリルで焼くとき、焦げやすいので火加減に気をつけてください。

ささみとアスパラの
ナンプラー炒めのサラダごはん

●ビタミンEが1日の約1/3　●ビタミンCが1/3以上　●葉酸が1/2以上(妊婦は約1/3)

材料 (1人分)

雑穀ごはん　100g
鶏ささみ肉　100g
ブロッコリー　50g
細アスパラガス　5本
サラダ油　小さじ1
ナンプラー　小さじ1
A [塩…少々　こしょう…適量　すりおろしにんにく…2g　片栗粉…小さじ1]
B [パクチー…5g　小ねぎ…10g(3cmに切ったもの)　レモンスライス…1枚]

作り方

1. ブロッコリーは2分ほど塩茹でし水分を切る(塩は分量外)。細アスパラは食べやすい大きさに切る。

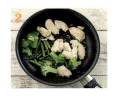

2. ささみは筋を取り、ひと口大のそぎ切りにする。Aの材料を揉み込みサラダ油をひいたフライパンで焼く。8割くらい火が通ったら1を加えアスパラに火が通ったらナンプラーで味付けする。

3. ごはんと2を器に盛り、Bをのせる。

Memo ささみを焼くときは中〜弱火で焼いてしっとり仕上げます。

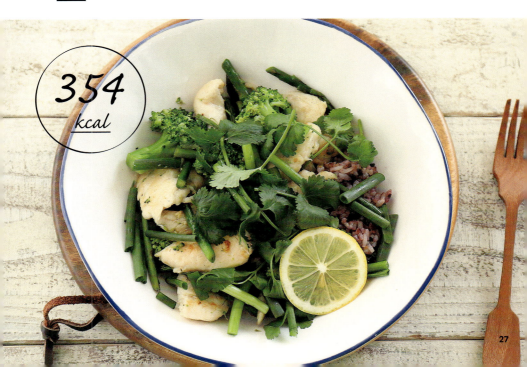

354 kcal

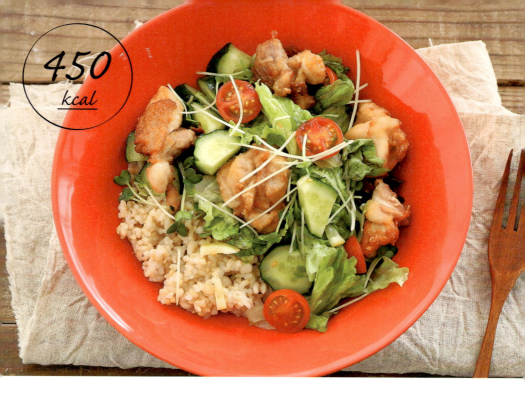

450 kcal

ヘルシー唐揚げのサラダごはん

● ビタミンEが1日の1/3　● ビタミンCが1/2以上　● 葉酸が約1/2（妊婦は1/4以上）

材料（1人分）

玄米雑穀ごはん　100g
鶏もも肉　100g
サニーレタス　3枚
きゅうり　1/2本（50g）
ミニトマト　4個
かいわれ大根　10g
A ［すりおろしにんにく…2g　醤油…小さじ1　片栗粉…小さじ1　薄力粉…小さじ1］
B ［レモン（みじん切り）…1枚分　オリーブオイル…小さじ1/2　塩…少々］

作り方

1. 鶏肉はひと口大に切りAの材料を揉み込みグリルで10〜15分焼く。必要に応じて途中で裏返す。

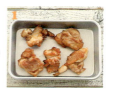

2. ミニトマトとかいわれは食べやすく切る。きゅうりは乱切りにする。サニーレタスは手でちぎりBと混ぜ合わせる。
3. 器にごはんと2を盛り1をのせる。

Memo 鶏肉は5分くらいで一度様子を見て両面をこんがり焼いてください。

しっとりチキンとレッドキャベツの
サラダごはん

●葉酸が1日の1/3以上（妊婦は約1/4）　●ビタミンCが2/3以上

材料 (1人分)

雑穀ごはん　100g
鶏むね肉（皮なし）　100g
新玉ねぎ　30g
レッドキャベツ　80g
ミニトマト　4個
ブロッコリースプラウト　5g
塩　少々
A［砂糖…小さじ1/2　塩…ひとつまみ　こしょう…適量　片栗粉…小さじ1］

作り方

1. 鶏肉はひと口大のそぎ切りにしてAの材料を揉み込む。耐熱容器に重ならないように並べ、ラップをして600Wで1分、裏返して30秒ほど加熱する。

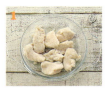

2. 新玉ねぎはスライサーでスライス、レッドキャベツはざく切り、ミニトマトは半分に切る。
3. ごはんに1で出た水分と塩を加えほぐす。2とスプラウトを加え混ぜ合わせる。

Memo 鶏肉は火の通りを確認して必要に応じて加熱時間を調整してください。

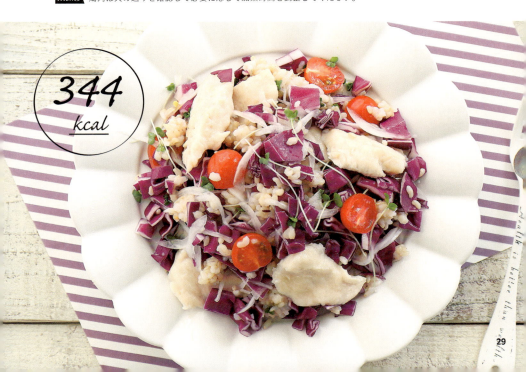

344 kcal

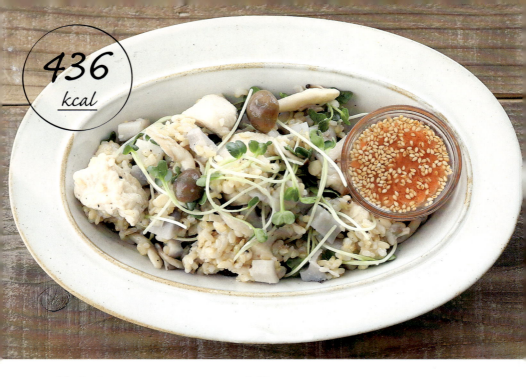

鶏とれんこんのレンジ蒸し 明太ドレッシングのサラダごはん

● ナイアシン、ビタミンB₆が豊富

材料（1人分）

玄米雑穀ごはん　100g
かいわれ大根　10g
A［鶏むね肉…80g　れんこん…60g　しめじ…40g　すりおろしにんにく…2g　塩…少々］
＊明太ポン酢ドレッシング
　p.123参照（カロリーも含まれています）

作り方

1. れんこんは1～2cm角に、鶏肉は食べやすい大きさに切る。
2. **A**を混ぜ合わせ耐熱容器に入れ、ラップをして600Wのレンジで2～3分様子を見ながら加熱する。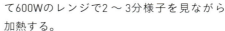
3. **2**とごはん、かいわれ大根を合わせ器に盛りドレッシングを添える。

Memo かいわれ大根は具材の粗熱が取れてから合わせてください。

鶏レバーのオイスター炒めサラダごはん

- ビタミンAが1日の上限量超（妊娠初期は注意）
- 葉酸が1日の上限量超
- ビタミンCが約1/2

材料（1人分）

鶏レバー　80g
にんにくの芽　50g
白しめじ　40g
きゅうり　1/2本（50g）
ごま油　小さじ1
片栗粉　小さじ1
オイスターソース　小さじ1
A［砂糖…小さじ1　醤油…小さじ1　酒…小さじ2］
B［玄米雑穀ごはん…100g　長ねぎ（みじん切り）…30g　ごま油…小さじ1/2　塩…少々　こしょう…適量］

作り方

1. 鶏レバーは間に入った血もしっかり洗い流しひと口大に切る。沸騰したお湯で30秒ほど茹でザルにあげ片栗粉をまぶす。
2. にんにくの芽は食べやすい長さに切り、しめじ、**1**とごま油で炒める。火が通ったら**A**を加えオイスターソースで仕上げる。
3. たたいたきゅうりと**B**をあわせ、**2**、**3**を器に盛る。

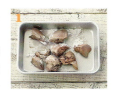

Memo **2**の工程は中火〜弱火で焦がさないように気を付けてください。

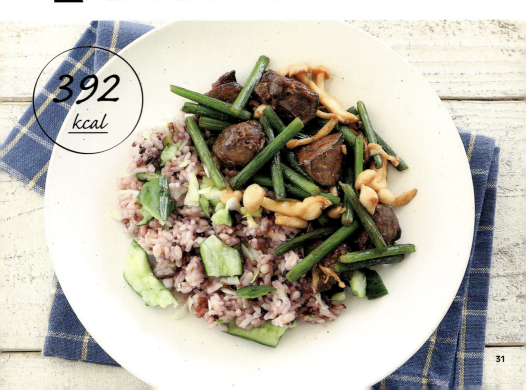

392 kcal

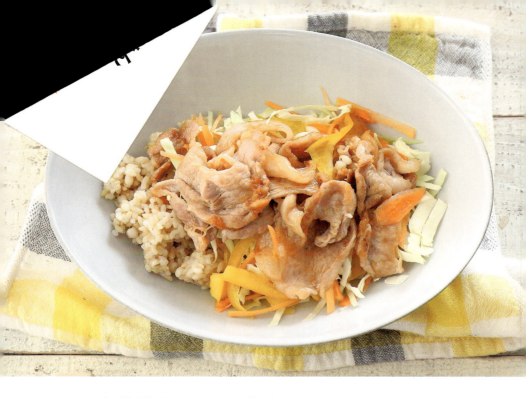

豚の生姜焼きのサラダごはん

- ビタミンB₁が1日の約2/3
- ビタミンCが約2/3

材料（1人分）

玄米雑穀ごはん　100g
豚もも薄切り肉　80g
キャベツ　40g
パプリカ（黄）　1/4個（30g）
人参　小1/2本（40g）
サラダ油　小さじ1/2
片栗粉　小さじ1
塩　少々（肉下味用）
塩　少々（野菜用）
A［すりおろし生姜 …2g　醤油…
　小さじ2　酒 …小さじ1　みりん
　…小さじ1］

作り方

1. キャベツは繊維を断ち切るように千切り、パプリカはスライス、人参も千切りにし、すべて合わせ塩をまぶす。
2. 豚肉に塩、片栗粉をまぶし油をひいたフライパンで焼く。8割火が通ったら**A**の材料を合わせて絡め、軽く炒めて火を止める。
3. 器に盛ったごはんに**1**、**2**をのせる。

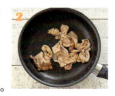

Memo　2で**A**のたれを加えたあとは焦げやすいので気をつけてください。

肉みそとポーチドエッグのサラダごはん

- ビタミンEが1日の約1/2
- 葉酸が約1/2(妊婦は1/4以上)
- ビタミンCが2/3以上

材料（1人分）

- 玄米雑穀ごはん　100g
- 豚ひき肉　60g
- 卵　1個
- きゅうり　1/2本(50g)
- パプリカ(赤)　40g
- 大根　50g
- 長ねぎ(みじん切り)　1/3本(40g)
- A ［麦味噌…大さじ1　砂糖…小さじ2］
- B ［水…300cc　酢…大さじ1　塩…少々］

作り方

1. きゅうり、パプリカ、大根は1cm角に切ってごはんと混ぜ合わせる。
2. 長ねぎとひき肉を軽く炒めたら火を止め、Aを加えて混ぜ合わせる。再び火をつけ軽く炒める。
3. Bの材料を合わせ火にかけ、沸騰したら弱火にして卵をそっと入れる。鍋を手前に傾けながらふつふつするくらいの火加減で2分加熱したら、すぐ出す。
4. ごはんの上に2、3をのせる。

Memo ポーチドエッグは触らないで火加減に気をつけて作ってください。

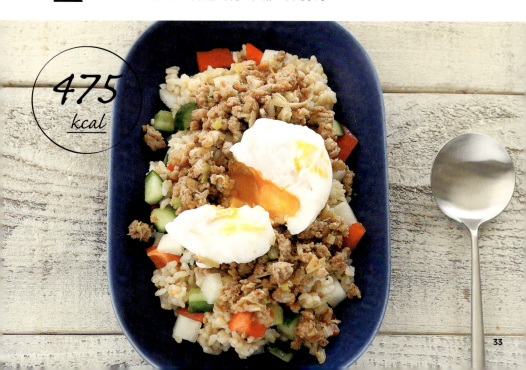

475 kcal

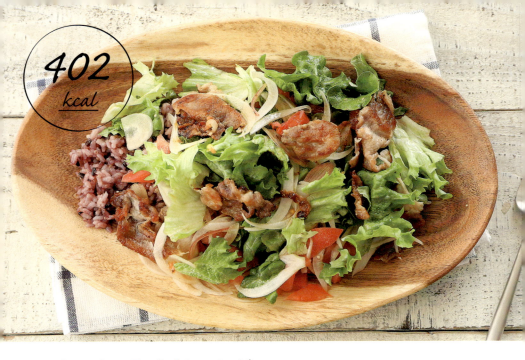

カリカリ豚と新玉ねぎの わさびポン酢サラダごはん

● ビタミンB₁が1日の2/3以上

材料（1人分）

雑穀ごはん　100g
豚もも薄切り肉　80g
グリーンリーフレタス　4枚
新玉ねぎ　小1/4個（40g）
トマト　小1個（70g）
みょうが　1本
サラダ油　小さじ1/2
A［塩…少々　こしょう…適量］
B［ポン酢醤油…小さじ1/2　練り
　わさび…小さじ1/3（2g）　サラダ
　油…小さじ1/2］

作り方

1. 豚肉にAで下味をつけ、油をひいたフライパンで焼く。両面がカリカリに焼けたら余分な油をふき取る。

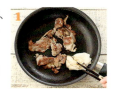

2. グリーンリーフレタスは食べやすい大きさにちぎる。新玉ねぎはスライサーでスライス、トマトはざく切り、みょうがは薄切りにする。

3. Bの材料を合わせ1、2と和えたらごはんとともに器に盛る。

Memo　1で油をひいて焼くことで余分な脂を引き出します。火加減は中～弱火で調整してください

ピリ辛ニラだれの焼き肉サラダごはん

● 葉酸が1日の約1/2（妊婦は約1/3）

材料（1人分）

雑穀ごはん　100g
牛切り落とし肉　60g
もやし　50g
オクラ　3本
ミニトマト　4個
まいたけ　50g
塩　少々
＊ピリ辛ニラドレッシング
　p.124参照（カロリーも含まれています）

作り方

1. もやしの根を切ってオクラと一緒に熱湯にくぐらせザルにあげる。オクラを輪切り、ミニトマトは食べやすい大きさに切る。
2. まいたけと牛肉を炒め塩で軽く味付けする。
3. すべてを器に盛りドレッシングをかける。

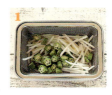

Memo　もやしは加熱しすぎずシャキシャキ感を残します。

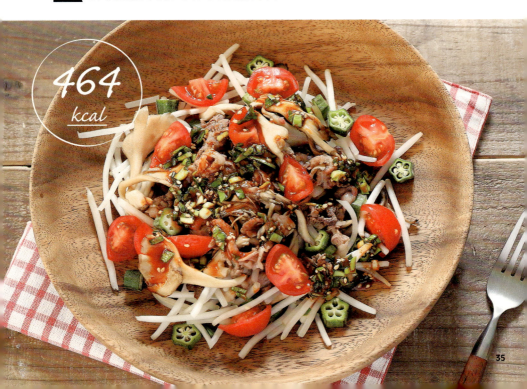

464 kcal

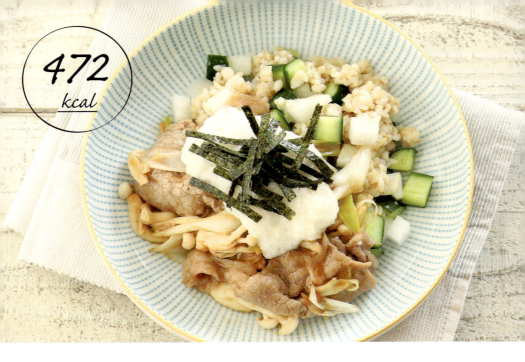

472 kcal

山かけすき焼き風サラダごはん

●葉酸が1日の1/3以上（妊婦は1/4以上）　●食物繊維が約1/3

材料（1人分）

玄米雑穀ごはん　100g
牛もも薄切り肉　80g
大根　80g
きゅうり　1/2本（50g）
長ねぎ　1/3本（40g）
白しめじ　40g
長いも　40g
焼き海苔（塩付きおにぎりサイズ）
1/4枚
サラダ油　小さじ1/2
片栗粉　小さじ1
塩　少々
A［砂糖…小さじ2　醤油…小さじ2
　酒…小さじ2］

作り方

1. 大根ときゅうりは1cm角に切って塩とともにごはんに混ぜる。長ねぎは斜めにスライスする。

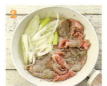

2. 牛肉に片栗粉をまぶし、サラダ油をひいたフライパンで弱火で焼き、空いたところで長ねぎも炒める。
3. 肉に8割火が通ったらいったん取り出し、しめじも加えて炒める。しんなりしたら牛肉を戻し、Aの材料を加え全体に絡める。
4. 1、3を器に盛り、すりおろした長いもと刻んだ海苔をのせる。

Memo　肉は広げて弱火で焼くと柔らかくボリューム感が。長いもの変色が気になる場合はほんの少し酢を加えて。

牛しゃぶとごぼうの
ごまだれサラダごはん

● 葉酸が1日の1/3以上(妊婦は1/5以上)　● 食物繊維が1/3以上

材料 (1人分)

玄米雑穀ごはん　100g
牛切り落とし肉(肩)　60g
ごぼう　50g
スナップえんどう　5さや
かいわれ大根　10g
A [ごま油…小さじ1/2　塩…ひとつまみ]
＊ごまドレッシング
　p.123参照(カロリーも含まれています)

作り方

1. ごぼうはささがきにし水から茹でる。沸騰したら筋を取ったスナップえんどうも加え1分茹ですべて取り出す。
2. **1**のお湯で牛肉をさっと茹でザルにあげる。
3. スナップえんどうは食べやすい大きさに切り、ごはんと**1**、**2**と**A**をすべて合わせる。
4. 器に盛りかいわれ大根をのせ、ドレッシングを作り全体にかける。

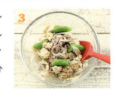

Memo　ごぼうのあくが気になる方は軽く水ですすいでから茹でてください。

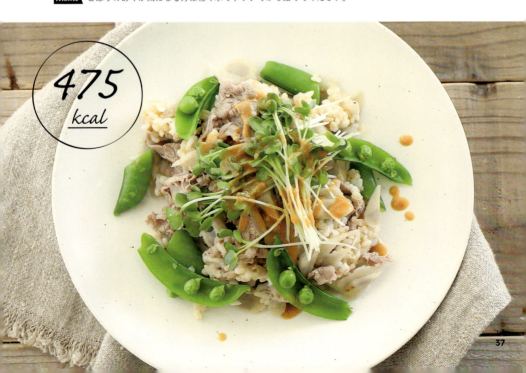

475 kcal

牛のトマトおろしサラダごはん

- ビタミンEが1日の1/3以上 ●ビタミンCが2/3以上 ●葉酸が約1/2（妊婦は1/4以上）

材料（1人分）

玄米雑穀ごはん　100g
牛切り落とし肉　80g
パプリカ（黄）　1/4個（30g）
サニーレタス　2枚
大根　100g
トマト　小1個（70g）
小ねぎ　10g
ポン酢醤油　大さじ1と1/2
塩　少々
砂糖　少々
片栗粉　小さじ2

作り方

1. 牛肉に塩、砂糖で下味をつけ片栗粉をまぶし、熱湯で茹でざるにあげる。パプリカはスライス、サニーレタスは食べやすくちぎる。
2. 大根はすりおろし、ざく切りに切ったトマト、ポン酢醤油と合わせる。
3. 器に盛ったごはんに**1**、**2**をのせ、2cmに切った小ねぎをちらす。

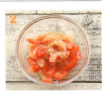

Memo 肉は茹ですぎないように気をつけてください。

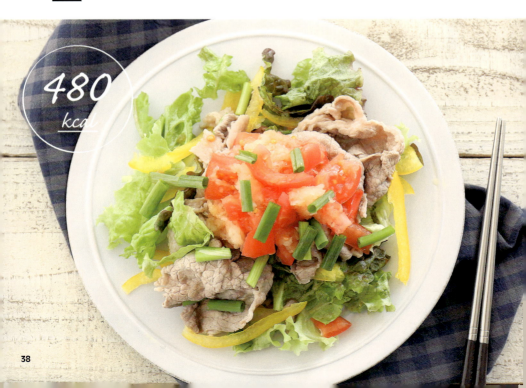

480 kcal

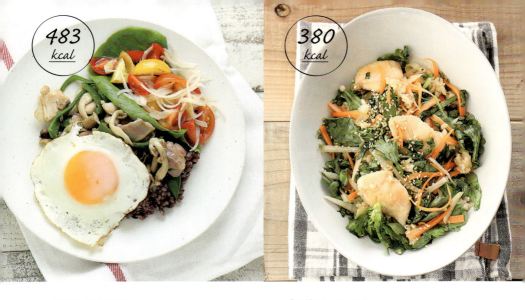

483 kcal

380 kcal

鶏と野菜の
ココナッツサラダごはん

● ビタミンEが1日の約1/3　● ビタミンCが約1/2

材料（1人分）

玄米雑穀ごはん　100g
鶏もも肉　80g
卵　1個
ピーマン　1個（30g）
しめじ　50g
ミニトマト　4個
サラダ菜　1枚
ココナッツオイル　小さじ1/2
A［ナンプラー…小さじ1　ガーリックパウダー…少々］
B［玉ねぎスライス…20g　ココナッツオイル…小さじ1/2　塩…少々］

作り方

1. ひと口大に切った鶏肉、細切りピーマン、しめじをココナッツオイルで炒め、Aで味付けをしてごはんの上に盛る。
2. 目玉焼きを作って1の上にのせる。
3. ミニトマトは4等分に切りBの材料と混ぜ合わせ、サラダ菜と一緒に1に盛る。

Memo ココナッツ風味のサラダを作る際、オイルが固まっている場合は溶かしてください。

春菊とささみの
生姜醤油サラダごはん

● 葉酸が1日の1/2以上

材料（1人分）

鶏ささみ肉　100g
春菊　40g
大根　50g
人参　小1/2本（30g）
いりごま　小さじ1/2
サラダ油　小さじ1/2
塩　少々
こしょう　適量
片栗粉　小さじ1
A［玄米雑穀ごはん…100g　すりおろし生姜…2g　醤油…小さじ2　ごま油…小さじ1］

作り方

1. ささみはひと口大に切り、塩、こしょうで下味をつけ片栗粉をまぶす。サラダ油をひいたフライパンで焼く。
2. 春菊は食べやすい大きさにちぎり、大根と人参は千切りにする。1も合わせてAの材料を加えて和える。
3. 器に盛りごまを振る。

Memo 千切りはスライサーを使うと細く仕上がるのでたれとの絡みもよくなります。

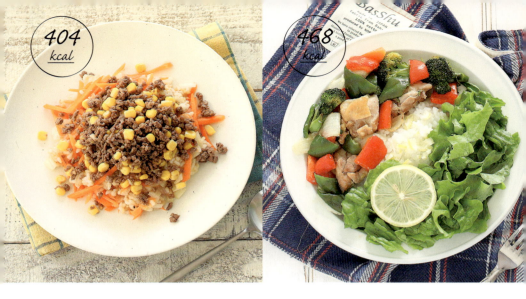

セロリと牛ひき肉の
エスニックサラダごはん

● ビタミンB₆、ナイアシンが豊富

材料（1人分）

玄米雑穀ごはん　100g
セロリ　1/2本（50g）
人参　小1/2本（40g）
塩　ひとつまみ
ナンプラー　小さじ1
A ［牛ひき肉…70g　にんにくみじん切り…2g　ホールコーン…大さじ2（30g）　オリーブオイル…小さじ1］

作り方

1. セロリは皮をむいて1cm角、人参は千切りにして塩をふっておく。
2. Aをフライパンで炒め、余分な油をふき取ってナンプラーで味付けする。
3. 1とごはんを混ぜ、器に盛り2を上にのせる。

Memo 1で出た余分な水分は切ってください。セロリの香りには心を落ち着かせる効果も。

鶏と野菜の塩麹
オーブン焼きサラダごはん

● 食物繊維が1日の1/3以上　● ビタミンCが推奨量以上

材料（1人分）

ごはん　100g
鶏もも肉　100g
ブロッコリー　40g
玉ねぎ　50g
人参　40g
ピーマン　1個（30g）
パプリカ（赤）　1/4個（30g）
グリーンリーフレタス　1枚
レモンスライス　2枚（輪切り＋みじん切り）
オリーブオイル　小さじ1/2
塩麹　大さじ1
塩　少々

作り方

1. 野菜と鶏肉は食べやすい大きさに切り、塩麹とオリーブオイルで和え200℃のオーブンで20分ほど焼く。
2. 鶏から出た脂と塩でちぎったグリーンリーフを味付けして、ごはんと1と一緒に器に盛る。
3. レモンをのせる。

Memo 具材の大きさによって焼き時間が多少変わるので調整してください。

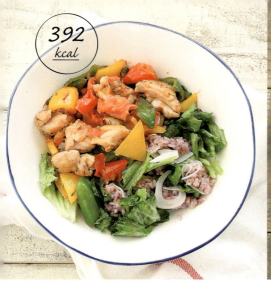
392 kcal

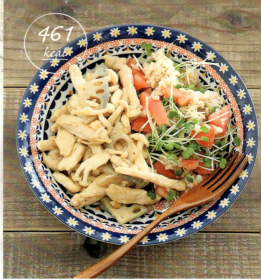
461 kcal

ハーブチキンの
トマト炒めサラダごはん
●ビタミンEが1日の1/3以上　●ビタミンCが約1日分

材料(1人分)

鶏もも肉　80g
ピーマン　1個(30g)
パプリカ(黄)　1/4個(30g)
トマト　小1個(70g)
A［雑穀ごはん…100g　グリーンリーフレタス…2枚　玉ねぎスライス…20g　オリーブオイル…小さじ1/2　塩…少々］
B［タイム…小さじ1/4　オレガノ…小さじ1/3　塩…ひとつまみ　ブラックペッパー…適量］

作り方

1. 鶏肉はひと口大に切ってBの材料を揉み込みフライパンで皮目から焼く。
2. ピーマン、パプリカは乱切り、トマトはざく切りにする。鶏肉が両面焼けたところで加え炒める。
3. グリーンリーフレタスは手でちぎり、Aの材料を合わせる。2、3を器に盛る。

Memo 3では先にオイル、塩を混ぜ合わせてごはんを加え、ほぐしてから野菜を加えると簡単です。

鶏とれんこんの
バター醤油サラダごはん
●食物繊維が1日の1/3以上

材料(1人分)

玄米雑穀ごはん　100g
鶏むね肉　100g
れんこん　40g
白しめじ　80g
トマト　小1個(70g)
かいわれ大根　10g
バター　小さじ1(4g)
醤油　小さじ2
A［こしょう…適量　片栗粉…小さじ1］

作り方

1. 鶏肉は細切りにし、Aを揉み込む。れんこんは5mmのいちょう切りにする。
2. フライパンにバターを溶かし、弱火でれんこんを炒める。少し火が通ったら鶏肉、白しめじも加え、肉に火が通ったら醤油で味付けをする。
3. ごはんにざく切りトマト、かいわれを加え混ぜ合わせ、すべてを器に盛る。

Memo 弱火でゆっくり加熱すると焦げずに肉は柔らかく、れんこんはシャキシャキに仕上がります。

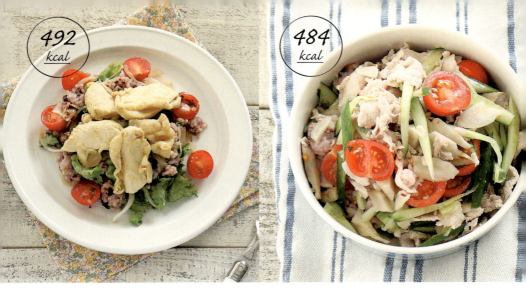

492 kcal

484 kcal

和風ハニーマスタード
チキンのサラダごはん

● ビタミンCが1日の約1/3

材料（1人分）

雑穀ごはん　100g
鶏むね肉　100g
ミニトマト　4個
グリーンリーフレタス　2枚
玉ねぎ　20g
A［マスタード…小さじ1　はちみつ…小さじ1］
＊和風マスタードドレッシング
　p.120参照（カロリーも含まれています）

作り方

1. 鶏肉はひと口大に切りAの材料を揉み込む。耐熱容器に入れラップをして様子を見ながら600Wで3分加熱する。
2. ドレッシングの材料を合わせる。ミニトマトとグリーンリーフレタスは食べやすい大きさに、玉ねぎはスライスする。
3. 2とごはんを混ぜ合わせ皿に盛り1をのせドレッシングをかける。

Memo　レンジ加熱の際は様子を見ながら、必要に応じて肉を裏返してください。

ゆで豚とごぼうの
エスニックサラダごはん

● ビタミンEが1日の1/3以上　● ビタミンCが約1/3

材料（1人分）

玄米雑穀ごはん　100g
豚こま切れ肉　80g
ごぼう　30g
きゅうり　1/2本（50g）
ミニトマト　4個
塩　少々
＊甘辛マヨチリドレッシング
　p.121参照（カロリーも含まれています）

作り方

1. ごぼうはささがきにし、豚肉と一緒に熱湯で1分茹でざるにあげる。
2. トマトは食べやすい大きさに、きゅうりは千切りにする。
3. 1、2、塩、ごはんを混ぜ合わせ器に盛りドレッシングを添える。

Memo　豚肉は大きさにより茹で時間を調整してください。

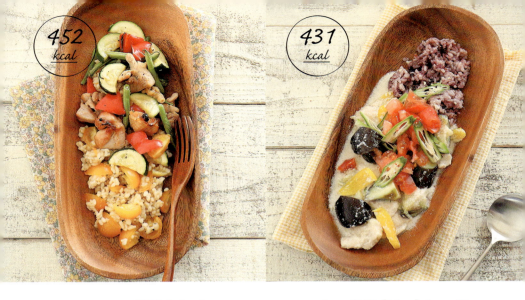

452 kcal

431 kcal

マーマレードチキンのグリルサラダごはん

- ●ビタミンEが1日の1/3以上 ●ビタミンCが2/3以上

材料（1人分）

玄米雑穀ごはん　100g
鶏もも肉　80g
ミニトマト　4個
A［ズッキーニ…1/3本（50g）　パプリカ（黄）…1/4個（30g）　さやいんげん…5本（30g）］
B［マーマレード…大さじ1　オリーブオイル…小さじ1/2　醤油…小さじ2　塩…ひとつまみ　ブラックペッパー…適量］

作り方

1. 鶏肉はひと口大に、Aの野菜は食べやすい大きさに切る。Bの調味料を全体に揉み込み、スキレットやアルミホイルにのせグリルで15分焼く。
2. 1で出た水分をごはんに加えほぐす。4等分に切ったミニトマトも加える。
3. 1、2を器に盛る。

Memo グリルで焼くときは必要に応じて具材を途中で裏返してください。

ココナッツチキンカレーのサラダごはん

- ●ビタミンCが1日の約2/3

材料（1人分）

雑穀ごはん　100g
鶏むね肉（皮をのぞいたもの）　80g
なす　小1本（60g）
パプリカ　1/4個（30g）
オリーブオイル　小さじ1/2
片栗粉　小さじ1
A［牛乳…100cc　スイートチリソース…大さじ1　ナンプラー…小さじ1　ココナッツオイル　小さじ1/2］
B［トマト（ざく切り）…小1個（70g）　オクラ（スライス）…1本］

作り方

1. なすは丸ごとラップでくるみ600Wのレンジで2分加熱。冷めたらひと口大に切る。
2. 鶏肉はそぎ切りで片栗粉をまぶしオリーブオイルで焼く。ひと口大に切ったパプリカも加える。鶏肉に火が通ったら1とAを加えて軽くとろみをつける。
3. 器にごはん、カレーを盛りBをのせる。

Memo 鶏肉を焼くときは弱火で重ならないように。

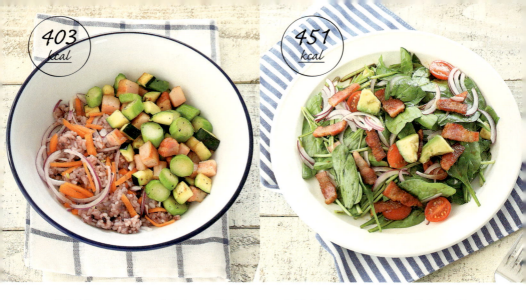

403 kcal

451 kcal

角切りベーコンとアスパラの塩炒めサラダごはん

● ビタミンCが1日の1/3以上　● 葉酸が約1/3以上

材料（1人分）

ブロックベーコン　50g
ズッキーニ　1/3本（50g）
グリーンアスパラガス　2本（50g）
塩　少々
ブラックペッパー　適量
A［雑穀ごはん…100g　玉ねぎ…20g　人参…20g　塩…少々］

作り方

1. ベーコン、ズッキーニは1cm角、アスパラは太い部分の皮をむき輪切りにして炒め、塩、ブラックペッパーで味付けする。
2. 人参は千切り、玉ねぎはスライスしてAの材料を合わせる。
3. 1、2を器に盛る。

Memo アスパラが太い場合は先に炒めて火の通り具合を調整してください。

カリカリベーコンとほうれん草のバルサミコサラダごはん

● ビタミンCが1日の1/2以上　● 食物繊維が約1/3

材料（1人分）

玄米雑穀ごはん　100g
ベーコン　30g
サラダほうれん草　40g
アボカド　40g
ミニトマト　4個
紫玉ねぎ（スライス）　20g
サラダ油　小さじ1/2
＊バルサミコ醤油ドレッシング
　　　p.120参照（カロリーも含まれています）

作り方

1. ベーコンは1cm×2cmに切りサラダ油をひいたフライパンでカリカリに焼く。
2. サラダほうれん草、アボカド、ミニトマトは食べやすい大きさに切り、ドレッシングで和える。
3. 器にごはんと2を盛り、1、紫玉ねぎをのせる。

Memo 1の工程は中〜弱火で加減してください。ベーコンがはねやすいので気を付けてください。

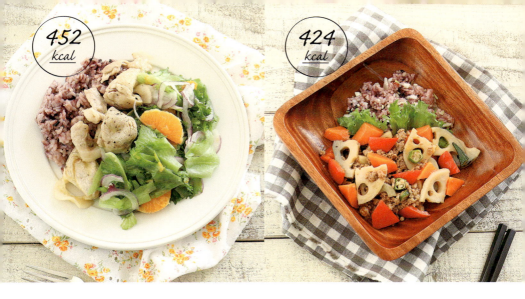

オレンジポークの
サラダごはん

- ビタミンB1がほぼ1日分 ● ビタミンCが約1/2

材料（1人分）

雑穀ごはん　100g
豚もも薄切り肉　100g
フリルレタス　3枚
オレンジ　1/2個
100%オレンジジュース　大さじ2
オリーブオイル　小さじ1/2
片栗粉　小さじ1
塩　ひとつまみ
ブラックペッパー　適量
A［オリーブオイル…小さじ1/2　塩…少々
　　紫玉ねぎ（スライス）…20g］

作り方

1. 豚肉に塩とペッパーで下味をつけ、片栗粉をまぶしてオリーブオイルで弱火で焼く。8割くらい火が通ったらオレンジジュースを加え強火にして水分を飛ばす。
2. オレンジは皮をむき、レタスは食べやすくちぎる。**A**の材料と和える。
3. 器にごはん、**1**、**2**を盛る。

Memo 薄切り肉を焼くときは重ならないよう広げて弱火で焼くと柔らかくボリューム感が出ます。

ひき肉と根菜の
黒酢あんのサラダごはん

- ビタミンCが1日の約2/3

材料（1人分）

合いびき肉　50g
れんこん（いちょう切り）　80g
人参（乱切り）　小1/2本（40g）
オクラ　1本
パプリカ（赤）　1/4個（30g）
フリルレタス　1枚
水溶き片栗粉　片栗粉小さじ1+水小さじ2
A［黒酢…大さじ1　砂糖…大さじ1　醤油…
　　小さじ2　水…大さじ1］
B［雑穀ごはん…100g　生姜みじん切り…3g
　　刻み長ねぎ…10g］

作り方

1. れんこんと人参は耐熱容器に水大さじ2と入れラップをし600Wで3分加熱する。
2. ひき肉を炒め、ひと口大に切ったパプリカとオクラ、**1**を汁ごと加え炒める。
3. 火を止め**A**を加える。水溶き片栗粉も加えよく合わせ火をつけとろみをつける。
4. **B**を合わせすべて器に盛る。

Memo 片栗粉のダマを防ぐため調味料は必ず火を止めてから加えてください。

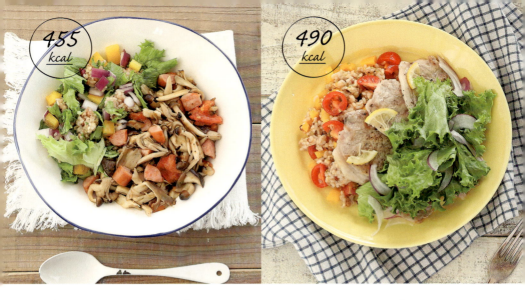

455 kcal

490 kcal

きのことソーセージの
トマト炒めのサラダごはん

- ビタミンEが1日の1/3以上 ● ビタミンCが2/3以上

材料（1人分）

玄米雑穀ごはん　100g
あらびきソーセージ　3本
エリンギ　小1本(60g)
しめじ　40g
まいたけ　50g
リーフレタス　1枚
紫玉ねぎ　20g
パプリカ（黄）　1/4個(30g)
オリーブオイル　小さじ1
A［トマト（ざく切り）…小1個（70g）　塩…
　ひとつまみ　ブラックペッパー…適量］

作り方

1. ソーセージは縦半分に切り2cmの厚さに切る。きのこ類は手でちぎる。
2. 1をオリーブオイルで炒め、Aを加えトマトが全体になじむまで炒める。
3. パプリカ、紫玉ねぎは1cm角、リーフレタスは手でちぎりごはんと合わせる。2とともに器に盛る。

Memo きのこを炒めるときは焦げやすいので火加減に注意してください。

レモンペッパーポークの
サラダごはん

- ビタミンEが1日の1/3以上 ● ビタミンCが2/3以上

材料（1人分）

豚肩ロース肉　100g
リーフレタス　2枚
紫玉ねぎ（スライス）　20g
レモンスライス　1枚
オリーブオイル　小さじ1/2
片栗粉　小さじ1
A［塩…ひとつまみ　ブラックペッパー…適量］
B［玄米雑穀ごはん…100g　パプリカ（黄）
　…1/4個(30g)　ミニトマト…4個　塩…少々］

作り方

1. 豚肉はAで下味をつけ片栗粉をまぶす。オリーブオイルをひいたフライパンに重ならないように入れ、四等分に切ったレモンをのせて弱火で両面焼く。
2. パプリカは1cm角、ミニトマトは半分に切りBを合わせる。リーフレタスはちぎって紫玉ねぎと合わせ、すべて器に盛る。

Memo レモンは加熱しすぎると苦味が強くなるので、肉を裏返した後も上にのせてください。

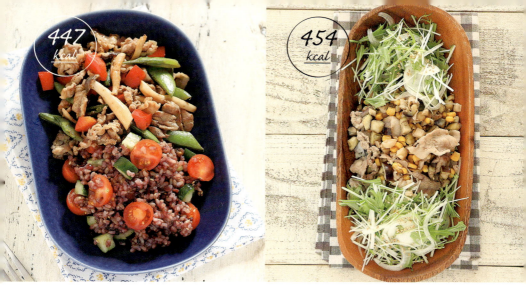

豚と野菜の甘辛炒めとごま風味のサラダごはん

● ビタミンEが1日の約1/2　● ビタミンCが約推奨量

材料（1人分）

玄米雑穀ごはん　100g
豚こま切れ肉　80g
パプリカ（赤）　1/4個（30g）
スナップエンドウ　4さや
しめじ　30g
きゅうり　40g
ミニトマト　4個
塩　少々（肉下味用）
A ［砂糖、醤油、酢…各小さじ1］
B ［いりごま…小さじ1/2　塩…少々］

作り方

1. ごはんは軽く水洗いしてぬめりを取り水分を切る。豚肉に塩をふる。
2. パプリカ、スナップエンドウはひと口大に切り、しめじ、豚肉と炒め、Aで味付けする。
3. ごはんに1cm角に切ったきゅうり、半分に切ったミニトマトを加え、Bで味付けし、すべて器に盛りつける。

Memo ごはんの水分はしっかり切ってください。

豚となすのポン酢炒めサラダごはん

● 食物繊維が1日の1/3以上　● 葉酸が約1/2

材料（1人分）

雑穀ごはん　100g
豚こま切れ肉　80g
エリンギ　50g
なす　1本（60g）
水菜　30g
玉ねぎ　20g
ホールコーン　大さじ2（30g）
いりごま　小さじ1/2
ポン酢醤油　大さじ1と1/2
塩　少々

作り方

1. なすとエリンギは1cm角に切り、豚肉、コーンと一緒に炒めポン酢醤油で味付けする。
2. 水菜は食べやすい大きさに切り、スライスした玉ねぎ、塩と合わせる。
3. すべて器に盛り、いりごまを振る。

Memo ポン酢醤油のメーカーによって分量を調節してください。

COLUMN 01

栄養価も高い
おすすめの雑穀たち

玄米

白米よりもぱらっとしやすいので混ぜ込みのサラダごはんにむいています。食物繊維も豊富、よく噛むことでダイエット効果もUPします。

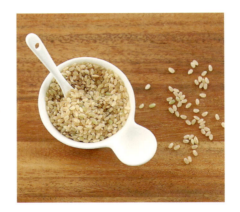

はと麦

粒が大きいので存在感があり、玄米に混ぜて具材を混ぜ込むサラダごはんと相性がよいです。食物繊維やたんぱく質が豊富で美肌効果や滋養強壮にもおすすめです。

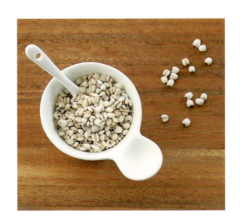

ごはんも、いろんな雑穀にすると、
味や食感も楽しめて、栄養バランスもよくなります。
サラダごはんにおすすめの雑穀を紹介します。

黒米

ほんのり紫色に染まるごはんは彩りを豊かにしてくれます。白米に混ぜると綺麗な色合いに。黒米に含まれるアントシアニンは水に溶けるので洗わずに炊くのがおすすめです。ダイエット効果やアンチエイジングの効果も期待できます。

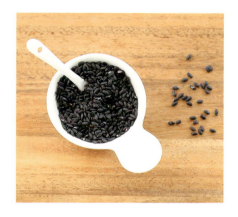

たかきび

畑のビーフと呼ばれ、食物繊維やミネラルが豊富。もちっとした食感はサラダごはんの食べごたえを増してくれます。美肌や貧血予防にもよいといわれます。

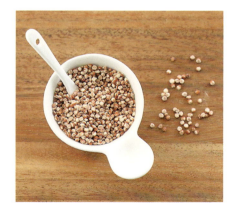

Salad Gohan Recipes

MENU

2

with

Fish Dish

魚や貝、えびもいろんなお味で楽しめる

魚介の
サラダごはん

お刺身も焼き魚もサラダごはんと相性バッチリ。
普段お魚をあまり食べない方にもぜひおすすめしたいです。

358
kcal

ガーリックシュリンプのサラダごはん

- ビタミンEが1日の2/3以上 ● ビタミンCが2/3以上 ● 葉酸が約1日分(妊婦は約1/2)

材料(1人分)

- 雑穀ごはん　100g
- ブラックタイガー　7尾
- アスパラ　3本
- にんにく(みじん切り)　2g
- サニーレタス　30g
- パプリカ(赤)　1/4個(30g)
- スーパースプラウト　10g
- オリーブオイル　小さじ1/2
- バター　小さじ1(4g)
- **A** [塩…ひとつまみ　ブラックペッパー…適量　クミン…小さじ1/3]
- **B** [ワインビネガー…小さじ1/2　オリーブオイル…小さじ1/2　塩…少々]

作り方

1. ブラックタイガーは背中に深めに切り込みを入れ背ワタを取る。アスパラは小さめの乱切りにする。
2. にんにくをオリーブオイルで炒め、アスパラを加え軽く炒める。ブラックタイガーを加え**A**で味付けし、仕上げにバターを加える。
3. サニーレタスは手でちぎり、細切りにしたパプリカ、スプラウトとともに**B**で味付けする。器にごはん、**2**、**3**を盛る。

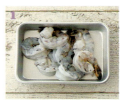

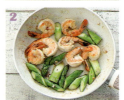

Memo　アスパラから先に炒めはじめ、少し火が通ってからブラックタイガーを加えてください。

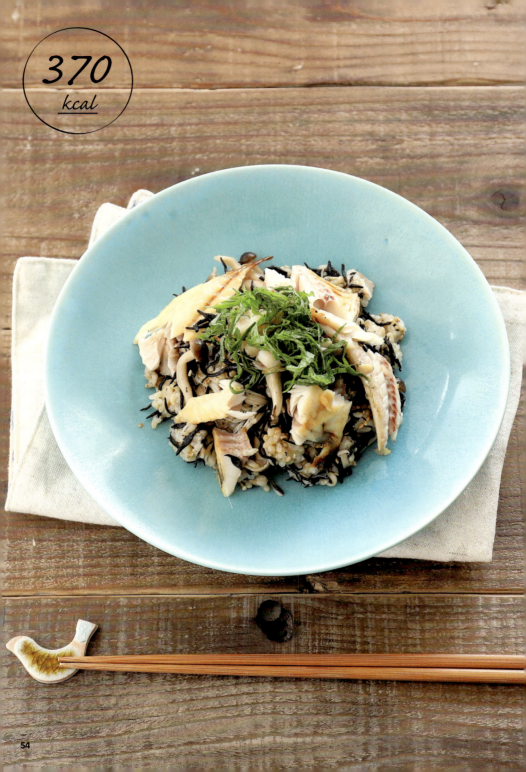

370 kcal

鯵とひじきの梅しそサラダごはん

●食物繊維が1日の1/3以上　●ビタミンDが1/2以上

材料 (1人分)

玄米雑穀ごはん　100g
鯵の干物　1尾(130g)
えのき　40g
しめじ　40g
ひじき(乾燥)　5g
いりごま　小さじ1
梅肉　小さじ1
大葉　2枚

作り方

1. 鯵をグリルで焼く。
2. えのき、しめじは食べやすい大きさに切って、ひじきと湯で1分弱茹で、ざるにあげ水分を切る。
3. ごはんと2、梅肉、いりごまを混ぜる。
4. 3を器に盛り、ほぐした鯵、刻んだ大葉をのせる。

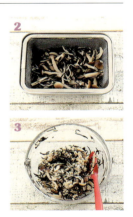

Memo　きのこ類を茹でるとき、沸騰させすぎないように気をつけてください。

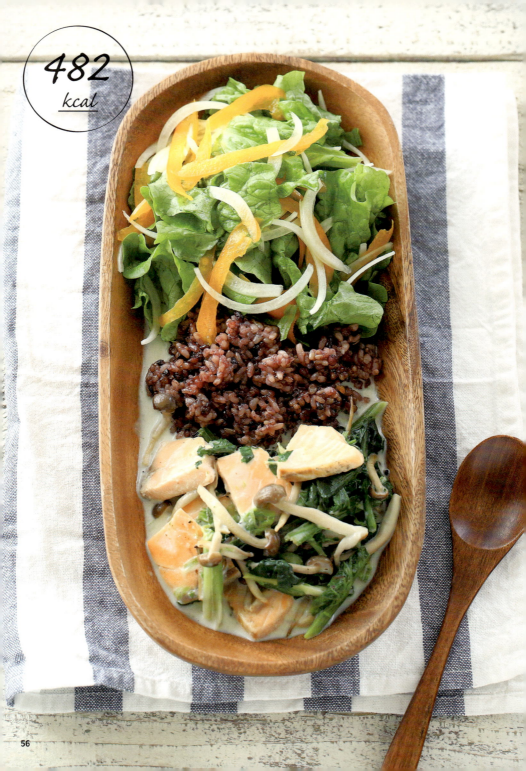

サーモンと縮みほうれん草の
クリームスープのサラダごはん

●ビタミンEが1日の2/3以上 ●ビタミンCが2/3以上 ●食物繊維が1/3以上 ●葉酸が約2/3

材料（1人分）

玄米雑穀ごはん　100g
サーモン　60g
しめじ　30g
縮みほうれん草（茹でた状態で）　100g
牛乳　150cc
オリーブオイル　小さじ1/2
薄力粉　小さじ1/2
塩　ひとつまみ
ブラックペッパー　適量

A［グリーンリーフレタス …3枚　玉ねぎ（スライス）…20g　パプリカ（スライス）（黄）…1/4個分(30g)　オリーブオイル　…小さじ1/2　塩…少々　酢…小さじ1/2］

作り方

1. 縮みほうれん草はさっと茹でて冷水に取り水分を絞っておく。
2. ひと口大に切ったサーモンとしめじをオリーブオイルで炒める。しめじがしんなりしたら、薄力粉をしめじだけに振りかけて軽く炒め火を止める。
3. 牛乳、塩、ブラックペッパーを加えしっかり薄力粉を溶かす。ほうれん草を加え火をつけ軽くとろみをつける。
4. Aの材料を合わせてすべてを器に盛る。

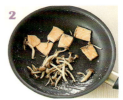

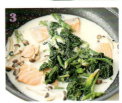

Memo　薄力粉をしっかり溶かすまで火をつけないことで、ダマになるのを防ぎます。

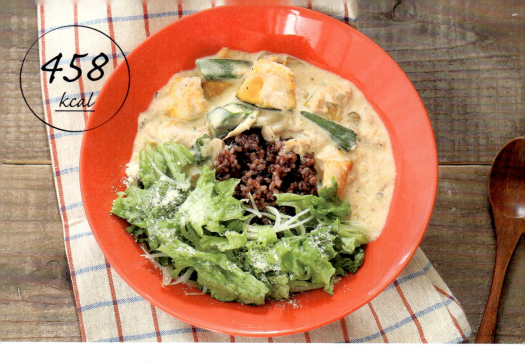

458 kcal

ツナとかぼちゃの
クリーム煮のサラダごはん

●ビタミンEが1日の約2/3 ●食物繊維が1/3以上 ●葉酸が約1/3(妊婦は約1/5)

材料（1人分）

玄米雑穀ごはん　100g
ツナ（ノンオイル）　1缶
オクラ　2本
しめじ　50g
蒸し（茹で）かぼちゃ　60g
牛乳　150cc
オリーブオイル　小さじ1/2
片栗粉　小さじ1/3
塩　少々
ブラックペッパー　適量
A ［グリーンリーフレタス…2枚
　玉ねぎ（スライス）…20g　粉チーズ…小さじ1　オリーブオイル…小さじ1/2　酢…小さじ1/3］

作り方

1. オクラは乱切りにし、軽く水気を切ったツナ、しめじと一緒にオリーブオイルで炒める。
2. かぼちゃ、牛乳、塩、ブラックペッパー、片栗粉を加え軽くとろみがついたら火を止める。
3. Aの材料を合わせサラダを作り、すべてを器に盛る。

Memo　オクラと片栗粉で柔らかいとろみが簡単につきます。

塩鯖と長いもとみょうがの
サラダごはん

●ビタミンB₆が豊富

材料（1人分）

塩鯖　100g
長いも　70g
オクラ　2本
かいわれ大根　10g
みょうが　1本
A［玄米ごはん…100g　塩…少々］

作り方

1. 鯖をグリルで焼く。オクラ、長いもは1cm角に切り、みょうがは千切りにする。
2. Aとオクラ、長いも、みょうがの半量と混ぜ合わせ器に盛る。
3. 焼き鯖をほぐしてのせ、残りのみょうがとかいわれをのせる。

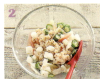

Memo 鯖の塩加減によって塩の量を調整してください。

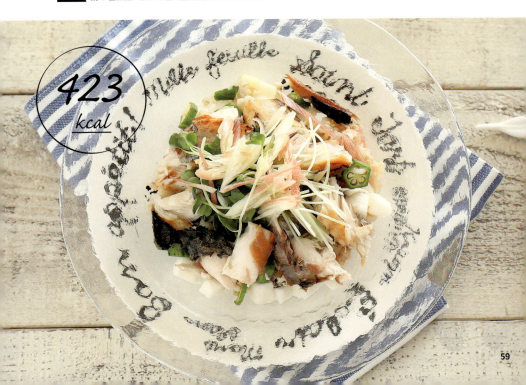

423 kcal

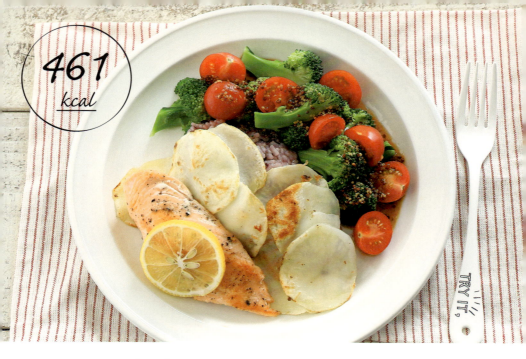

461 kcal

サーモンとポテトの
和風マスタードサラダごはん

●ビタミンEが1日の2/3以上　●ビタミンCが約2/3　●ビタミンDが推奨量以上　●葉酸が約1/2(妊婦は1/4以上)

材料(1人分)

雑穀ごはん　100g
サーモン　80g
オリーブオイル　小さじ1/2
ブロッコリー　50g
ミニトマト　4個
じゃがいも　中1/2個(50g)
レモン(スライス)　1枚
A［塩…ひとつまみ　ブラックペッパー…適量］
＊和風マスタードドレッシング　1/2　p.120参照(カロリーも含まれています)

作り方

1. ブロッコリーは軽く茹でる。ミニトマトは食べやすい大きさに切る。
2. サーモンに**A**で下味をつける。じゃがいもは皮をむきスライサーでスライスする。
3. **2**をオリーブオイルで焼く。じゃがいもは軽く重ねて両面を焼きつける。
4. ごはん、**1**、**3**を器に盛りレモンをのせドレッシングをかける。

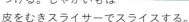

Memo　じゃがいもはすぐに裏返さず、こんがり焼けてからまとめて裏返してください。

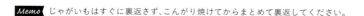

ケイジャンサーモンの
サラダごはん

●ビタミンEが1日の約2/3　●ビタミンCが2/3以上　●ビタミンDが推奨量以上

材料（1人分）

玄米雑穀ごはん　100g
トマト　小1個(60g)
塩　少々
パクチー　3g
A［サーモン…80g　玉ねぎ…20g
　パプリカ…30g　ピーマン…1個
　(30g)　ケイジャンシーズニン
　グ…小さじ1(4g)］

作り方

1. **A**の材料を食べやすい大きさに切りケイジャンシーズニングを全体に絡める。アルミホイルにのせグリルで15分焼く（必要に応じて途中で裏返す）。
2. トマトを1cm角に刻み、塩とともにごはんをほぐすように混ぜ込む。
3. **1**、**2**を器に盛りパクチーをのせる。

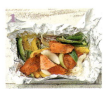

Memo　グリルが両面焼きではない場合、途中で裏返してまんべんなく火を通してください。

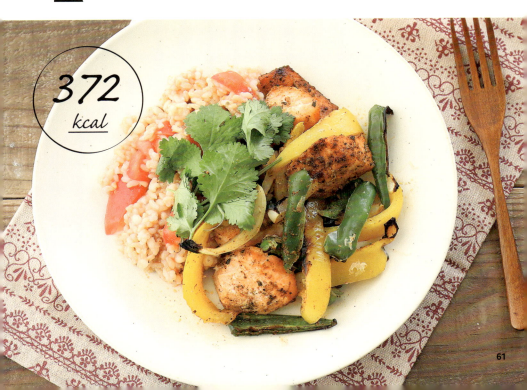

372 kcal

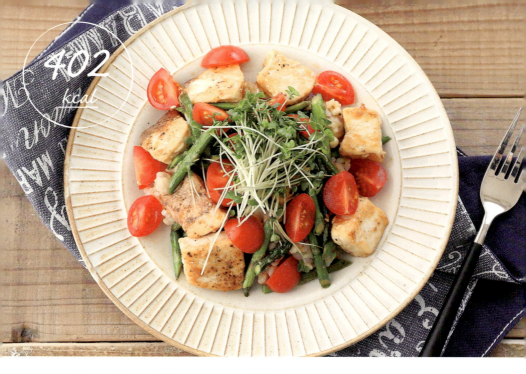

402 kcal

めかじきのガーリック醤油サラダごはん

● ビタミンD、Eが1日の推奨量以上　● ビタミンCが1/3以上　● 葉酸が2/3以上(妊婦は約1/2)

材料 (1人分)

玄米雑穀ごはん　100g
めかじき　100g
細アスパラガス　10本
ミニトマト　4個
ブロッコリースプラウト　5g
サラダ油　小さじ1/2
A [塩…少々　ブラックペッパー…適量　片栗粉…小さじ1]
B [すりおろしにんにく…2g　砂糖…小さじ1　醤油…小さじ2　酒…小さじ1]

作り方

1. アスパラは食べやすい大きさに切る。めかじきはひと口大に切ってAの材料で下味をつける。
2. 1をサラダ油で炒め、火が通ったらBの材料を合わせたものを絡め軽く炒めて火を止める。
3. ごはんに2と食べやすい大きさに切ったトマト、スプラウトを盛る。

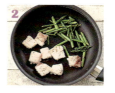

Memo　めかじきは両面を焼く。空いたところでアスパラを炒め味付けの際に全体を合わせてください。

めかじきの青のり照り焼きと豆苗のサラダごはん

- ビタミンEが1日の約2/3
- ビタミンDが推奨量以上

材料（1人分）

雑穀ごはん　100g
めかじき　100g
豆苗　100g
オクラ　3本
小ねぎ　10g
青のり　小さじ1
片栗粉　小さじ1
塩（めかじき下味・豆苗用）　各少々
サラダ油　小さじ1
A［砂糖…小さじ1　醤油…小さじ2　酒…小さじ1］

作り方

1. 豆苗は食べやすく切り塩をまぶす。Aは混ぜ合わせておく。オクラは乱切りにする。
2. めかじきに塩をふり青のりの半量、片栗粉をまぶしてサラダ油で焼く。8割ほど火が通ったらオクラも加え軽く炒め、Aを加え全体に絡めたら火を止める。
3. 豆苗の水分を絞り残りの青のりを加えて混ぜる。ごはんに盛り**2**をのせたら3cmに切った小ねぎをふる。

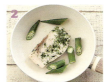

Memo　Aのたれを加えると焦げやすいので弱火にしてください。

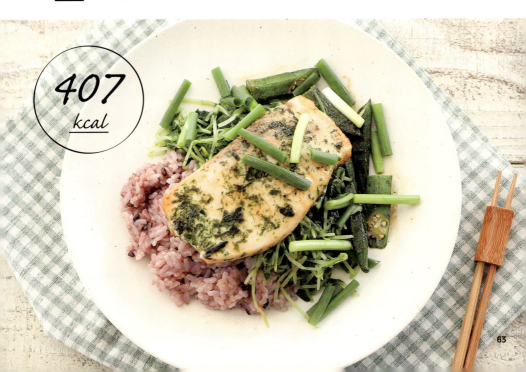

407 kcal

342 kcal

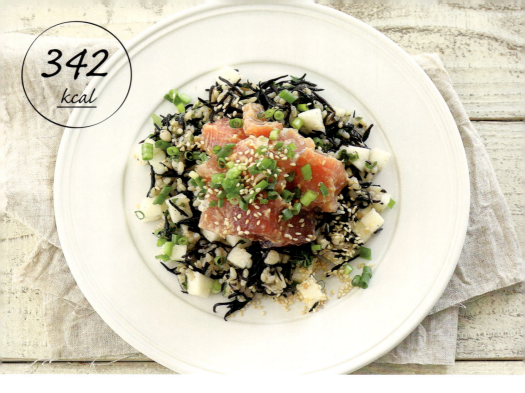

梅わさびまぐろのサラダごはん

● 鉄分が豊富（妊娠中の方はまぐろの食べすぎに気を付けてください）

材料（1人分）

めばちまぐろ（ぶつ切り）　100g
長いも　60g
大葉　2枚
刻みねぎ　10g
ひじき（乾燥）　5g
いりごま　小さじ1/2
A［玄米雑穀ごはん…100g　めんつゆ（3倍濃縮）…小さじ1］
B［練りわさび…小さじ1/3（2g）　梅肉…小さじ1/2（5g）　醤油…小さじ1/2］

作り方

1. ひじきは熱湯で1分ほど茹でてザルにあげる。長いもは1cm角に切り大葉は細かく刻む。これらとAの材料を混ぜ合わせる。

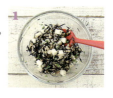

2. Bの調味料をよく混ぜたらまぐろを加え絡める。
3. 1、2を器に盛り刻みねぎとごまをふる。

Memo　ひじきは水に戻さず茹でて使うことで時短に。ひじきに残った水分でごはんをほぐすように混ぜ合わせます。

まぐろとアボカドの韓国風サラダごはん

●ビタミンEが1日の1/2以上　●ビタミンCが1/3以上　●葉酸が2/3以上(妊婦は1/3以上)

材料 (1人分)

ごはん　100g
めばちまぐろ　80g
水菜　60g
アボカド　40g
卵黄　1個
塩　少々
＊ピリ辛ニラドレッシング
　p.124参照（カロリーも含まれています）

作り方

1. ドレッシングを作り、まぐろにまぶす。水菜、アボカドは食べやすい大きさに切り塩をふり混ぜる。
2. ごはんの上にまぐろをのせ、周りにサラダを盛り、中心に卵黄をのせる。

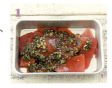

Memo ドレッシングには長時間漬け込まなくてOK。※妊娠中の方はまぐろの食べすぎに気をつけてください。

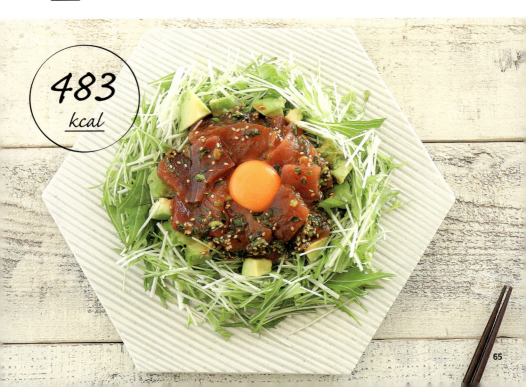

483 kcal

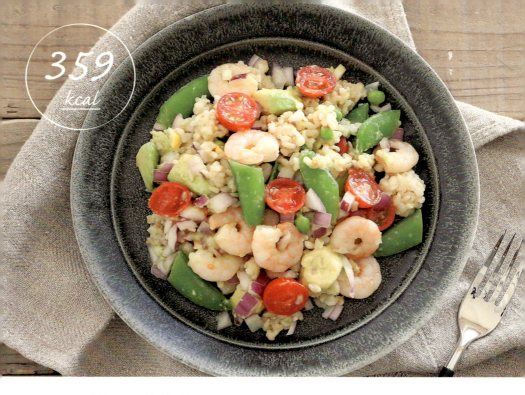

359 kcal

エビとアボカドの塩レモンサラダごはん

●ビタミンEが1日の1/2以上　●ビタミンCが約2/3　●食物繊維が1/3以上　●葉酸が約1/2（妊婦は1/4以上）

材料（1人分）

玄米雑穀ごはん　100g
芝えび　50g
スナップえんどう　5さや
アボカド　40g
ミニトマト　4個
紫玉ねぎ（みじん切り）　40g
レモン（みじん切り）　1枚分
オリーブオイル　小さじ1/2
塩　ひとつまみ

作り方

1. スナップえんどうは筋を取り、えびとともにさっと塩茹でする。（塩分量外）
2. スナップえんどう、アボカド、ミニトマトは食べやすく切る。
3. ごはん以外の材料を混ぜ合わせ、なじんだらごはんも加えてざっくり合わせる。

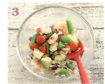

Memo　玉ねぎの量が多いので辛みが苦手な方は水にさらすなどしてから調理してください。

鯛の和風マスタードサラダごはん

●ビタミンEが1日の1/3以上　●ビタミンCが1/3以上　●ビタミンDが推奨量以上

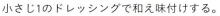

材料（1人分）

雑穀ごはん　100g
鯛（刺身）　80g
ベビーリーフ　40g
ミニトマト　4個
練りわさび　2g
＊和風マスタードドレッシング
　p.120参照（カロリーも含まれています）

作り方

1. ドレッシングを作り、小さじ1をごはんに加えほぐす。
2. ミニトマトは半分に切りベビーリーフと混ぜ、小さじ1のドレッシングで和え味付けする。
3. 残りのドレッシングにわさびを溶かし、刺身を混ぜ合わせすべてを器に盛りつける。

Memo 全体にバランスよく味がなじむように別々に混ぜ合わせます。

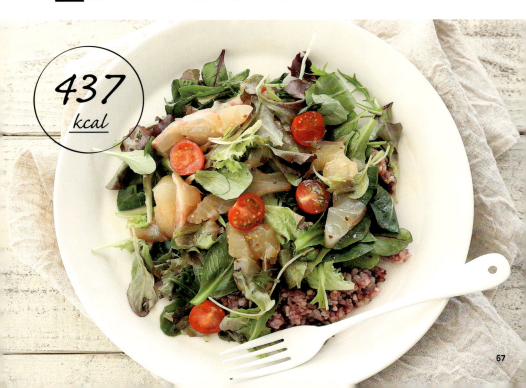

437 kcal

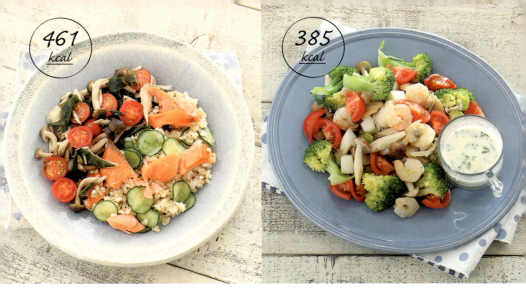

減塩鮭ときのことわかめの サラダごはん

● ビタミンCが1日の約1/3 　● 食物繊維が1/3以上

材料（1人分）

玄米ごはん　100g
塩鮭（減塩タイプ）　100g
きゅうり　1/2本（50g）
いりごま　小さじ1
A ［しめじ…40g　まいたけ…40g　ミニトマト…4個　生わかめ…20g　オリーブオイル…小さじ1　塩…少々］

作り方

1. きゅうりはスライスして塩少々（分量外）をふる。ごはんは軽く水洗いをしてぬめりを取り水分を切っておく。鮭とまいたけはグリルで焼く。
2. しめじはさっと茹でて水分を切り、わかめとミニトマトは食べやすい大きさに切る。
3. Aの材料を混ぜ合わせる。ごはんに水分を絞ったきゅうり、ほぐした鮭、いりごまを加えて混ぜ、すべてを盛り付ける。

Memo 鮭の塩加減によってAの塩を調整してください。

シーフードミックスの チーズソースサラダごはん

● ビタミンCが1日の2/3以上 　● 食物繊維が1/3以上

材料（1人分）

玄米雑穀ごはん　100g
シーフードミックス（えび、いか、あさり）80g
ブロッコリー　50g
しめじ　40g
ミニトマト　4個
バター　小さじ1(4g)
塩、ブラックペッパー　各適量
＊ホットチーズソース
　p.122参照（カロリーも含まれています）

作り方

1. ブロッコリーは茹でるかレンジ加熱する。
2. ブロッコリー、シーフードミックス、しめじをバターで炒め、塩、ブラックペッパーで味付けする。
3. ごはんの上に2、食べやすく切ったミニトマトを盛る。ホットチーズソースを添える。

Memo ブロッコリーの水分はしっかり切ってください。

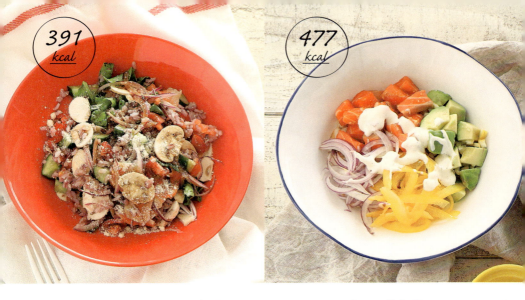

391 kcal

477 kcal

スモークサーモンの和風バルサミコサラダごはん

●ビタミンEが1日の1/3以上 ●ビタミンCが1/3以上

材料（1人分）

雑穀ごはん　100g
スモークサーモン　80g
マッシュルーム　3個
紫玉ねぎ　20g
ミニトマト　4個
グリーンリーフレタス　2枚
きゅうり　50g
パルメザンチーズ　小さじ1
塩　少々
＊バルサミコ醤油ドレッシング
　p.120参照（カロリーも含まれています）

作り方

1. マッシュルームと紫玉ねぎはスライス、ミニトマトは1/4に切り、リーフレタスは手でちぎる。きゅうりは1cm角に切る。
2. ドレッシングの材料を合わせる。スモークサーモンは食べやすく切る。
3. **1**、**2**とごはん、塩をよく合わせ器に盛りチーズをふりかける。

Memo　バルサミコ酢はさらっとしたものを使用しています。

サーモンとアボカドのサラダごはん

●ビタミンEが1日の2/3以上 ●ビタミンCが約2/3

材料（1人分）

玄米雑穀ごはん　100g
サーモン（刺身用）　80g
パプリカ（黄）　1/4個（30g）
アボカド　40g
紫玉ねぎ（スライス）　20g
レモン（みじん切り）　1枚分
練りわさび　小さじ1/3（2g）
醤油　小さじ1
＊ヨーグルトマヨドレッシング
　p.121参照（カロリーも含まれています）

作り方

1. アボカドは1～2cm角に切りレモンと合わせる。パプリカはスライサーでスライスする。
2. サーモンは1～2cm角に切り、わさびをといた醤油で味付けする。
3. 器にごはんを盛り、野菜類と**2**をのせドレッシングをかける。

Memo　生わさびを使用する場合は、醤油の分量を調整してください。

69

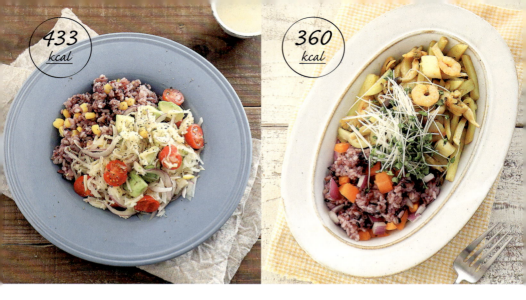

ほたてと大根の
サラダごはん

●ビタミンCが1日の1/2以上　●食物繊維が1/3以上

材料（1人分）

ほたて缶　1缶（70g）
大根　100g
ミニトマト　4個
アボカド　40g
塩　少々
ブラックペッパー　適量
A［ほたて缶の汁…大さじ1　雑穀ごはん…
　100g　ホールコーン…大さじ2（30g）］
B［紫玉ねぎ（スライス）…20g　レモン（み
　じん切り）…1枚分］
＊ヨーグルトマヨドレッシング
　p.121参照（カロリーも含まれています）

作り方

1. 大根は千切りにし塩をふる。Aを合わせる。
2. ミニトマトは半分、アボカドは1〜2cm
   角に切りBと合わせる。大根の汁気を絞
   り、ほたては軽く水分を切って加える。
3. 1、2を器に盛りペッパーをふり、ドレッ
   シングを添える。

> Memo　大根の水分はしっかりと絞ってください。
> ドレッシングの量はお好みで調整されても。

シーフードとポテトの
カレー炒めサラダごはん

●ビタミンCが1日の2/3以上

材料（1人分）

雑穀ごはん　100g
シーフードミックス（えび、いか、あさり）
100g
じゃがいも　中1個（90g）
しめじ　40g
パプリカ（オレンジ）　30g
紫玉ねぎ　20g
ブロッコリースプラウト　10g
オリーブオイル　小さじ1
カレー粉　小さじ1/2
塩　ひとつまみ

作り方

1. じゃがいもは皮ごと1cm弱の細切りにし、
   シーフードミックス、しめじとともにオ
   リーブオイルで炒める。火が通ったらカ
   レー粉、塩で味付けする。
2. パプリカと紫玉ねぎは1cm角に切って、ご
   はんに混ぜ込む。
3. 1、2を器に盛りスプラウトをちらす。

> Memo　じゃがいもは少し歯ごたえを残すくらい
> に炒めてください。

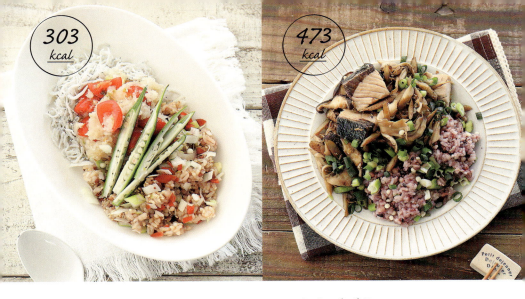

しらすトマトおろしと梅のサラダごはん

- ビタミンCが1日の1/3以上　● 葉酸が1/3以上

材料（1人分）

釜揚げしらす　50g
大根　90g
ミニトマト　4個
オクラ　1本
ポン酢醤油　小さじ1
A［玄米雑穀ごはん…100g　カリカリ梅…1個（10g）　長ねぎ（みじん切り）…20g　いりごま…小さじ1　ごま油　小さじ1/2］

作り方

1. 大根はすりおろす。食べやすく切ったミニトマト、ポン酢醤油と合わせる。
2. カリカリ梅は細かく刻み**A**の材料をすべてよく混ぜ合わせる。
3. 1、2、しらすを器に盛り、縦に切ったオクラをのせる。

Memo 大根は上のほうが辛みが少なく、下のほうが辛いのでお好みで使い分けてください。

ぶりとごぼうの甘辛炒めサラダごはん

- ビタミンEが1日の1/3以上　● 食物繊維が1/3以上

材料（1人分）

雑穀ごはん　100g
ごぼう（ささがき）　50g
オクラ　1本
塩　少々
ごま油（透明）　小さじ1/2
A［ぶり切り身…1切れ（80g）　しいたけ（スライス）…1枚　まいたけ…50g］
B［すりおろし生姜…2g　砂糖、醤油、酒…各小さじ2］

作り方

1. ぶりは塩をふったあと、余分な水分をふきとりひと口大に切る。
2. ごぼうをごま油（透明）で炒め、**A**も加え炒める。火が通ったら**B**を合わせて加え軽く炒める。
3. オクラは刻んでごはんに混ぜる。2とともに器に盛る。

Memo 調味料を加えた後は焦げやすいので火加減に注意してください。

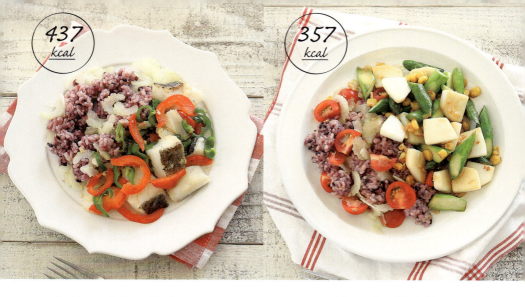

437 kcal

357 kcal

たらのバター炒めの
サラダごはん

●ビタミンEが1日の2/3以上　●ビタミンCが2/3以上

材料（1人分）

雑穀ごはん　100g
甘塩たら　1切れ（100g）
ピーマン　1個（30g）
パプリカ（赤）　1/4個（30g）
バター　小さじ1（4g）
ブラックペッパー　適量
A［ワインビネガー…小さじ1/2　塩…少々
　セロリ（スライス）…20g］

作り方

1. たらはひと口大に切り、ピーマンとパプリカはスライスする。これらをバターで炒め、仕上げにブラックペッパーを加える。
2. ごはんにAを加え混ぜ合わせる。
3. 1、2を器に盛る。

Memo たらは焼くときに触りすぎると身が崩れてしまうので気をつけてください。

いかのガリバタ醤油炒めと
セロリのサラダごはん

●ビタミンEが1日の1/2以上　●ビタミンCが1/3

材料（1人分）

雑穀ごはん　100g
いか　80g
グリーンアスパラガス　3本
ホールコーン　大さじ2（30g）
ミニトマト　4個
にんにく（みじん切り）　3g
バター　小さじ1（4g）
醤油　小さじ1
A［セロリ（スライス）…20g　オリーブオイル…小さじ1/2　塩…少々］

作り方

1. アスパラは太い部分の皮をむきひと口大の乱切り、いかは食べやすい大きさに切る。にんにくをバターで炒め、アスパラも加える。アスパラに火が通ったらいか、ホールコーンを加え醤油で味付けする。
2. ミニトマトは半分に切り、ごはんとAの材料を加え混ぜ合わせる。1、2を器に盛る。

Memo いかは炒めすぎるとかたくなります。加えた後はさっと調理してください。

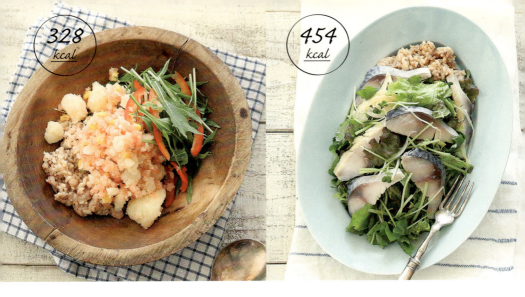

たっぷりタラモサラダごはん

- ビタミンEが1日の2/3以上　● ビタミンCが約1日分

材料（1人分）

雑穀ごはん　100g
たらこ　40g
じゃがいも　中1個（90g）
ホールコーン　大さじ2（30g）
水菜　20g
パプリカ（赤・スライス）　1/4個（30g）

作り方

1. じゃがいもを水から茹で、竹串がすっと入るやわらかさにする。たらこは皮から中身を取り出しておく。
2. じゃがいもの皮をむきつぶしながらたらこ、ホールコーンを合わせる。
3. 水菜は食べやすく切る。器にごはんと2、水菜とパプリカを盛る。

Memo　じゃがいもはつぶしすぎないようフォークなどでざっくり合わせてください。

しめ鯖と三つ葉のサラダごはん

- ビタミンDが1日の推奨量

材料（1人分）

玄米雑穀ごはん　100g
しめ鯖　70g
三つ葉　30g
サニーレタス　3枚
A ［新玉ねぎ（スライス）…20g　かいわれ大根…10g］
B ［練りわさび…小さじ1/3（2g）　醤油…小さじ2　酢…小さじ1/2　ごま油（透明）…小さじ1/2］

作り方

1. しめ鯖、三つ葉は食べやすく切る。サニーレタスは手でちぎる。Bの材料を混ぜ合わせ、三つ葉、サニーレタスとAの野菜を和える。
2. ごはんとともに1を盛る。

Memo　練りわさびを醤油で溶いてからその他の材料を入れると混ざりやすいです。

COLUMN 02

常備しておきたい大活躍の野菜たち

ミニトマト

トマトよりも水分が出にくいのでご飯に混ぜ込んでもべちゃっとなりにくく、彩りも豊かになりうまみもUPします。2〜4個を1人分に設定しています。

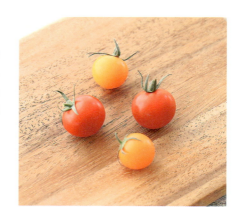

紫玉ねぎ

辛みが少ないので生でも食べやすく、紫の色はサラダを鮮やかにしてくれます。生食は20g〜40gを1人分に設定しています。

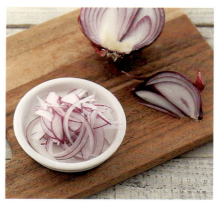

写真はスライス20g　カット(小)も20g

扱いやすく、他の食材とも相性のよい
野菜たちを紹介します。常備しておくと大活躍。
写真はよく使う分量を撮影してみました。

しめじなどのきのこ類

食物繊維をたっぷりとりたいときにはかかせません。火が通りやすく味もなじみやすいです。40gを1人分に設定しています。

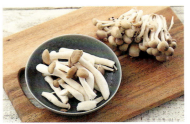

写真はそれぞれ20g

ドライパックの大豆

タンパク質や食物繊維が豊富に含まれ食べごたえも十分。何といっても手軽なのが魅力です。30〜60gを1人分に設定しています。

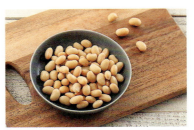

写真は50g

ナッツ類

食感の変化が楽しめコクとうまみがUPします。栄養価が高くビタミンやミネラルが豊富です。

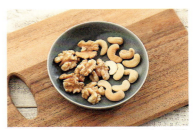

写真はくるみ18g　カシューナッツ10粒

COLUMN 02

常備しておきたい
大活躍の野菜たち

パプリカ

そのままでも加熱してもおいしく食べられ、彩りがきれいで種類も豊富です。ビタミンCが多く、加熱しても壊れにくいのが特徴です。

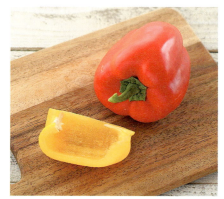

写真手前は40g

れんこん

シャキシャキした歯ごたえが楽しく、噛むことによって満腹感も得られます。粘り成分には胃腸の働きを助ける効果も。ビタミンCも豊富です。

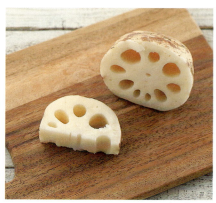

写真手前は50g

ブロッコリー

女性に嬉しいビタミンCや葉酸が豊富。どんな食材とも合わせやすく味なじみもよいし食べごたえも増します。

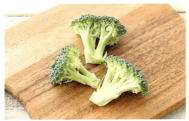

写真は50g

アボカド

ビタミン、ミネラル、食物繊維が多く含まれます。特に、「若返りのビタミン」といわれるビタミンEも豊富。カロリーも高いので食べすぎには注意が必要です。

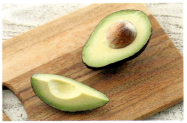

写真手前は40g

薬味野菜

少し加えるだけで香りや彩りよく仕上がる嬉しい薬味野菜（みょうがやしそ、小葱など…）。食欲増進効果、殺菌消臭効果などもあります。

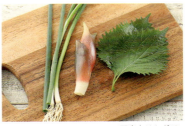

写真左はねぎ10g

· Salad Gohan Recipes ·

MENU

3

with

Egg · Beans Dish

食感や歯ごたえも楽しめて満足感が高い

卵・お豆の
サラダごはん

栄養バランスの良い卵と、食物繊維が豊富なお豆がたっぷり。
お通じの悩みがある方にもおすすめです。

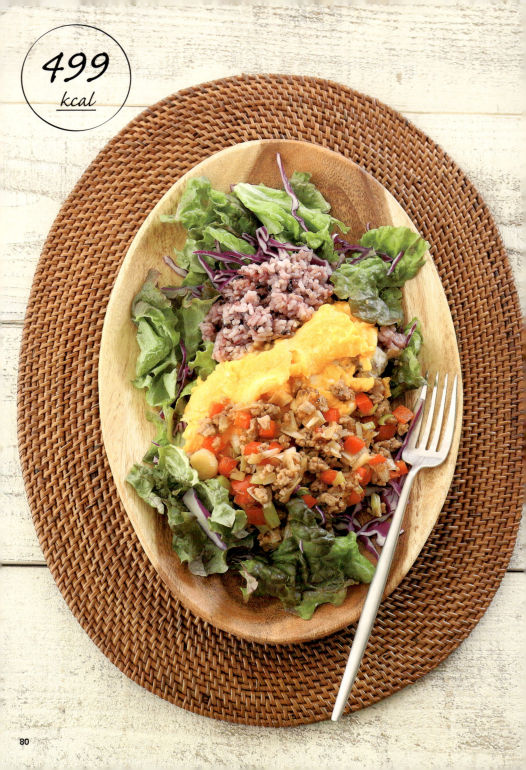

長ねぎとひき肉の
オムレツサラダごはん

- ビタミンEが1日の1/3以上　● ビタミンCが2/3以上　● 葉酸が1/2以上(妊婦は1/3以上)

材料(1人分)

- 雑穀ごはん　100g
- 合いびき肉　50g
- 長ねぎ　1/3本(40g)
- パプリカ(赤)　1/4個(30g)
- レッドキャベツ　20g
- サニーレタス　3枚
- サラダ油　小さじ1/2
- 醤油　小さじ2
- ブラックペッパー　適量
- 水溶き片栗粉　(片栗粉小さじ1＋水小さじ2)
- A[卵…2個　塩…少々]

作り方

1. レッドキャベツは千切り、サニーレタスは食べやすくちぎり器に盛り、ごはんをのせる。
2. 長ねぎとパプリカは粗みじんに切りにし、ひき肉と一緒に炒める。肉に火が通ったら醤油、ブラックペッパーで味付けする。弱火にして水溶き片栗粉を加えとろみをつけたら**1**にのせる。
3. **A**の材料を混ぜ合わせ油をひいたフライパンで半熟にまとめ、**2**にのせる。

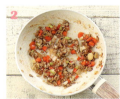

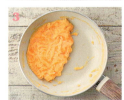

Memo 卵をフライパンに流し入れたら、外側を内側に入れ込むように手早くかき混ぜまとめてください。

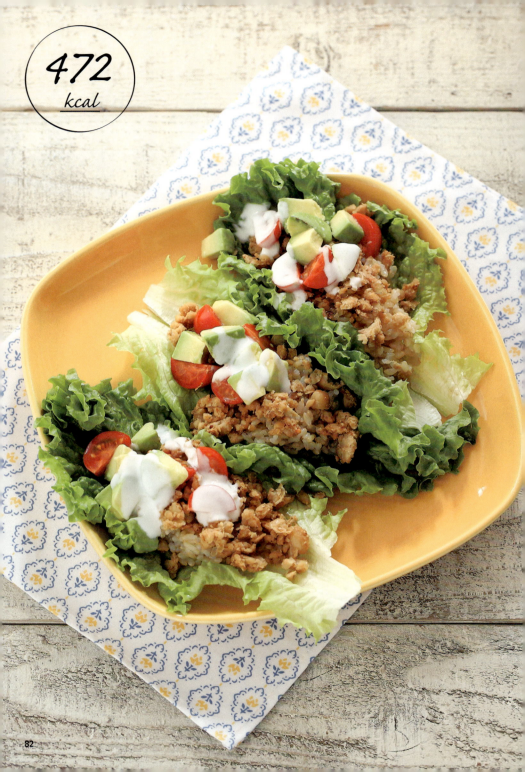

大豆そぼろごはんのレタス包み
ヨーグルトマヨソースのサラダごはん

●ビタミンEが1日の約2/3　●ビタミンCが1/3以上　●食物繊維が1/2以上　●葉酸が1/2以上(妊婦は約1/3)

材料（1人分）

玄米ごはん　100g
ミニトマト　4個
アボカド　40g
グリーンリーフレタス　3枚
塩　少々
A［大豆ドライパック…60g　砂糖…小さじ1　醤油…小さじ1　ガーリックパウダー…少々］
＊ヨーグルトマヨドレッシング　p.121 参照（カロリーも含まれています）

作り方

1. ビニール袋に**A**の材料を入れ指や手のひらでよく混ざるようにつぶす。フライパンにうつし、大豆をばらすようにして醤油の香ばしい香りがするまで炒める。
2. ミニトマトは四等分、アボカドは2cm角に切り、塩で味付けする。
3. 器にグリーンリーフレタス、ごはん、**1**、**2**をのせドレッシングをかける。

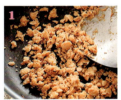

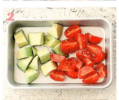

Memo　大豆をつぶすときは指先を使うとやりやすいです。袋を破らないように気を付けてください。

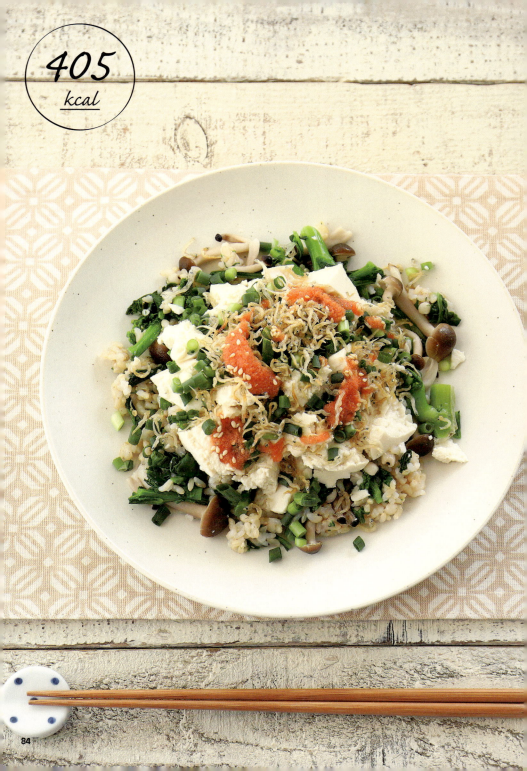

405 kcal

豆腐と菜の花の明太ソース サラダごはん

●ビタミンEが1日の1/2以上　●ビタミンCが1/3以上　●食物繊維が1/3以上　●葉酸が2/3以上（妊婦は約1/2）

材料（1人分）

玄米雑穀ごはん　100g
しらす干し　10g
木綿豆腐　1丁（150g）
菜の花　60g
しめじ　40g
刻みねぎ　10g
サラダ油　小さじ1/2
塩　少々
＊明太ポン酢ドレッシング　p.123参照（カロリーも含まれています）

作り方

1. 塩（分量外）を入れた熱湯に菜の花、しめじを入れ、1分でしめじだけ取り出し水分を切る。更に1分したら菜の花をザルにあげさっと冷水にさらして水分をしぼる。
2. しらす干しはカリカリになるまでサラダ油で炒める（弱火〜中火）。
3. ごはんに食べやすく切った菜の花、しめじ、塩を混ぜ器に盛り、豆腐を崩しながらのせる。
4. 3にしらす干し、刻みねぎをのせドレッシングをかける。

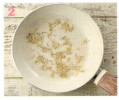

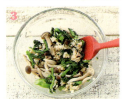

Memo 菜の花は軽く塩味がつくくらいの塩分で茹でてください。

448 kcal

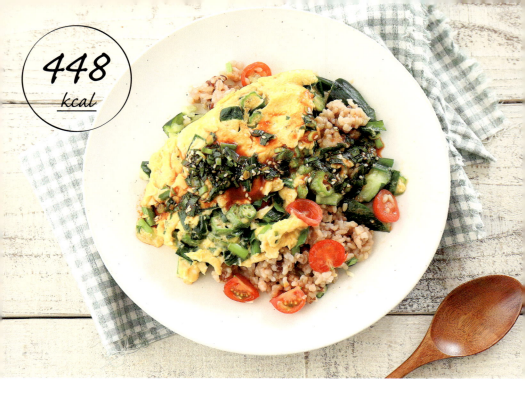

ピリ辛オクラニラ玉のサラダごはん

●ビタミンEが1日の1/2以上　●ビタミンCが1/3以上　●葉酸が1/2以上(妊婦は1/3以上)

材料 (1人分)

きゅうり　1/2本(50g)
ミニトマト　4個
オクラ　2本
ニラ　30g
ごま油　小さじ1/2
A [玄米雑穀ごはん…100g　生姜みじん切り…2g]
B [卵…2個　塩…少々]
＊ピリ辛ニラドレッシング
　p.124参照(カロリーも含まれています)

作り方

1. きゅうりはビニール袋に入れ麺棒で軽くたたく。ミニトマトは食べやすく切る。**A**の材料とボウルに入れ混ぜ合わせる。

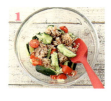

2. ニラは粗く刻みオクラは輪切りにしてごま油で炒める。しんなりしたら**B**を合わせたものを加えさっと炒める。
3. **1**、**2**を器に盛りドレッシングをかける。

Memo　ドレッシングをかける量はお好みで調整してください。

大葉納豆オムレツの和風サラダごはん

● ビタミンEが1日の1/3以上　● 葉酸が1/2以上(妊婦は約1/3)

材料 (1人分)

雑穀ごはん　100g
納豆　1パック(30g)
卵　2個
オクラ　1本
ミニトマト　4個
大葉　2枚
サラダ油　小さじ1/2
A [かつお節…3g　刻み長ねぎ…10g
　　めんつゆ(3倍濃縮)…小さじ2]

作り方

1. オクラは輪切り、ミニトマトは食べやすく切りAの材料と合わせる。
2. 納豆はたれとからしを加え、刻んだ大葉も加えて軽く混ぜる。サラダ油をひいたフライパンに溶き卵を流し入れ納豆をくるんでオムレツを作る。
3. 器にごはん、1、2を盛る。

Memo 卵は素早くかき混ぜて半熟のうちに納豆を加えてください。

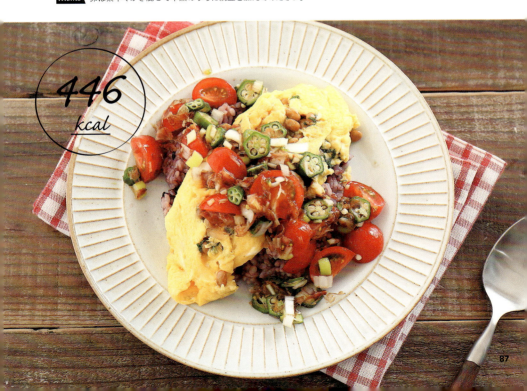

446 kcal

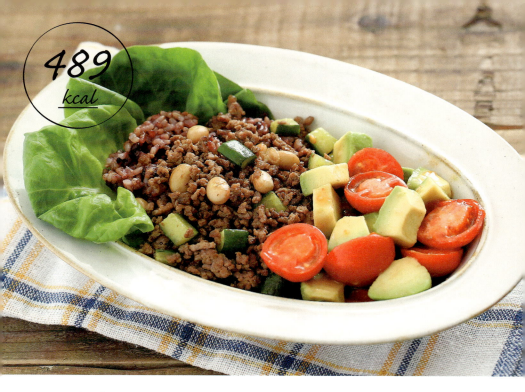

489 kcal

ひき肉と豆ときゅうりの
オイスター炒めのサラダごはん

●食物繊維が1日分の1/3以上　●ビタミンCが約1/2　●葉酸が約1/2(妊婦は約1/4)

材料 (1人分)

雑穀ごはん　100g
合いびき肉　60g
大豆ドライパック　30g
きゅうり　1/2本(50g)
アボカド　40g
ミニトマト　4個
サラダ菜　3枚
オイスターソース　小さじ1
A[塩…ひとつまみ　こしょう…適量　ごま油…小さじ1/2]

作り方

1. ひき肉と大豆のドライパック、1cm角くらいに切ったきゅうりを炒め、肉に火が通ったらオイスターソースで味付けする。

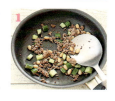

2. アボカドとトマトを食べやすく切り、Aで和える。
3. 器にごはんとサラダ菜、1、2を盛る。

Memo　きゅうりは炒めすぎず食感を残したくらいがおいしいです。

たっぷり大豆とコーンのサラダごはん

● 食物繊維が1日の1/3以上

材料（1人分）

雑穀ごはん　100g
大豆ドライパック　50g
ホールコーン　50g
トマト　1個（100g）
ブロッコリースプラウト　10g
プロセスチーズ　2個（30g）
塩　ひとつまみ
ブラックペッパー　適量

作り方

1. ごはんは軽く水洗いして水分を切る。ホールコーンも水分を切る。
2. トマトは1cm角、プロセスチーズは細かく切ってすべての材料を合わせ器に盛る。

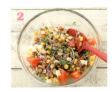

Memo トマトの水分が多い場合はごはんの水洗いを省いてもOKです。

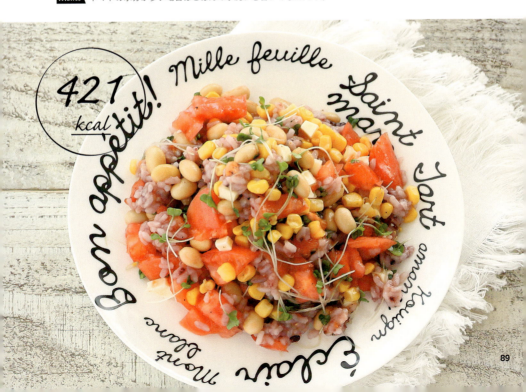

421 kcal

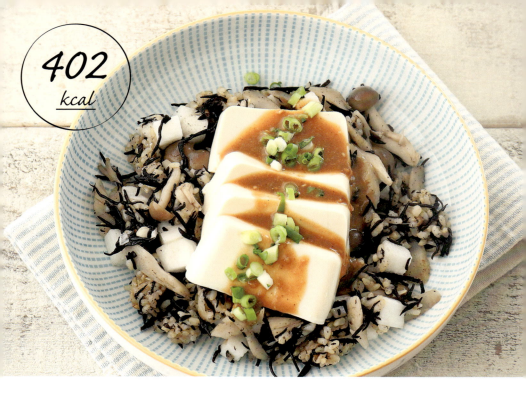

402 kcal

ひじきと根菜の豆腐サラダごはん

● 食物繊維が1日の約1/2

材料（1人分）

玄米ごはん　100g
ごぼう（ささがき）　30g
しめじ　40g
ひじき（乾燥）　4g
長いも　80g
刻みねぎ　3g
きぬ豆腐　1丁（150g）
＊ごまドレッシング
　p.123参照（カロリーも含まれています）

作り方

1. 水からごぼうを茹で、沸騰したらしめじ、ひじきを加える。1〜2分したら、ざるにあげ水分を切る。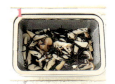
2. 長いもを1cm角に切り、1、ごはんと合わせる。器に盛り、豆腐をのせドレッシングをかけてねぎをのせる。

Memo 茹でた野菜の水分で程よくごはんがほぐれます。

ミックスビーンズとツナのサラダごはん

● ビタミンEが1日の1/3以上　● ビタミンCが1/2以上

材料（1人分）

雑穀ごはん　100g
ミックスビーンズ　50g
ノンオイルツナ　1缶(70g)
パプリカ（赤）　1/4個(30g)
きゅうり　1/2本(50g)
＊甘辛マヨチリドレッシング
　p.121参照（カロリーも含まれています）

作り方

1. パプリカ、きゅうりは1〜2cm角に切る。ツナは軽く水分を切る。
2. 材料を混ぜ合わせて器に盛る。
3. ドレッシングを添える。

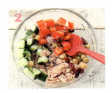

Memo ツナの水分は切りすぎず、残った水分でごはんをほぐすように混ぜ合わせます。

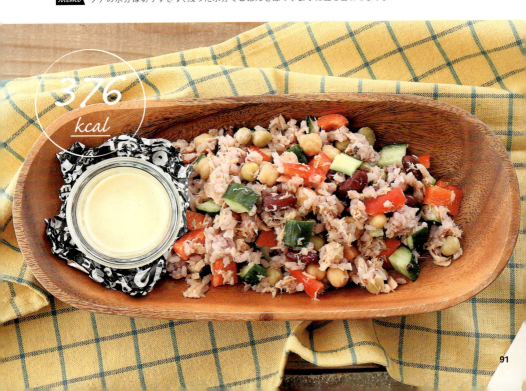

376 kcal

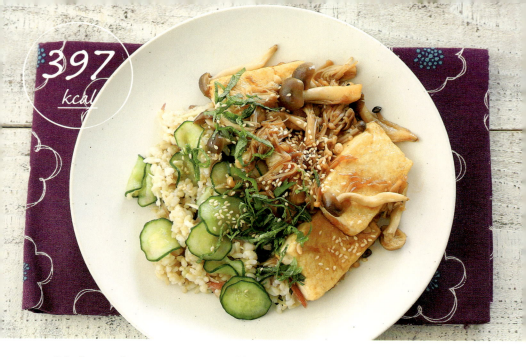

397 kcal

甘辛豆腐ステーキと薬味の サラダごはん

●ビタミンB₁が1日の1/3以上 　●食物繊維1/3以上 　●葉酸1/3以上（妊婦は約1/4）

材料（1人分）

玄米雑穀ごはん　100g
木綿豆腐　1丁(150g)
きゅうり　1/2本(50g)
みょうが　1本
しめじ　40g
えのき　40g
大葉　2枚
いりごま　小さじ1/2
ごま油　小さじ1
片栗粉　小さじ2
塩　少々
A[砂糖…小さじ2　醤油…大さじ1]

作り方

1. きゅうり、みょうがはスライスして塩をふりかける。
2. 豆腐は4等分に切り水分をふき取って片栗粉をまぶし、ごま油をひいたフライパンで焼く。両面焼いたら、食べやすく切ったしめじとえのきを加え炒める。火が通ったらAを合わせ全体に絡める。
3. 1の水分を軽く絞りごはんと混ぜ、2とともに器に盛る。ごまと刻んだ大葉をのせる。

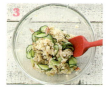

Memo　しめじとえのきは加熱しすぎないように、豆腐が温まった頃合いに加えます。

枝豆と豆腐のサラダごはん

●葉酸が1日の2/3以上（妊婦は1/3以上）

材料（1人分）

玄米雑穀ごはん　100g
木綿豆腐　1丁(150g)
塩茹で枝豆（さやつきで）　100g
ホールコーン　大さじ2(30g)
紫玉ねぎ（スライス）　20g
かつお節　3g
醤油　小さじ1

作り方

1. 豆腐はキッチンペーパーで軽く包んでおく。かつお節は醤油と和える。枝豆はマッシャーで軽くつぶす。
2. ごはんにホールコーンと紫玉ねぎを加え混ぜ合わせておく。
3. 器に**2**を盛り豆腐を崩しながらのせさらに枝豆とかつお節をのせる。

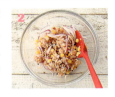

Memo 枝豆はミニマッシャーがあるとつぶしやすいです。ビニール袋に入れ指でつぶしても。

387 kcal

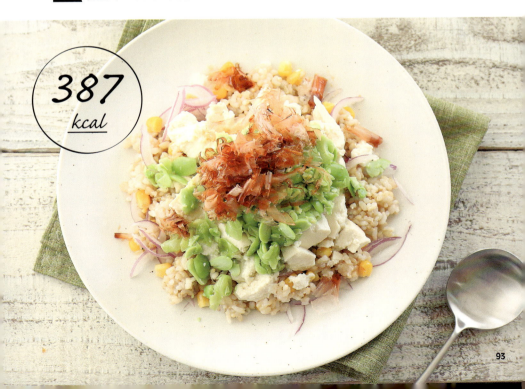

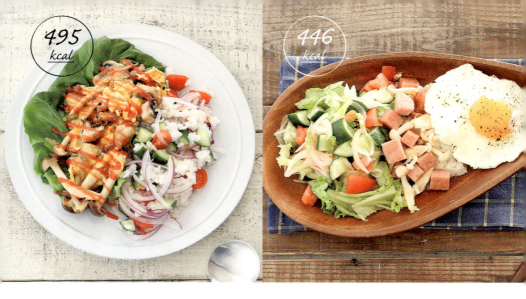

コルビージャックチーズときのこのオムレツサラダごはん

- ビタミンCが1日の1/3以上 ● 葉酸が1/3以上

材料（1人分）

コルビージャックチーズ　42g
マッシュルーム　5個
しめじ　40g
サラダ菜　2枚
オリーブオイル　小さじ1/2
トマトケチャップ　大さじ1
A［ごはん…100g　紫玉ねぎ（スライス）…20g　きゅうり…40g　ミニトマト…4個　塩…少々］
B［卵…1個　塩…少々］

作り方

1. きゅうりとチーズは1cm角、トマトは1/4、マッシュルームはスライスする。Aの材料を混ぜ合わせ、器に盛る。
2. オリーブオイルでしめじとマッシュルームを炒め、チーズを加える。とけてきたらBを加えまとめ、サラダ菜と1に盛る。
3. オムレツにケチャップをかける。

Memo 卵を入れたら炒めすぎないこと。

うす塩ランチョンミートと目玉焼きのサラダごはん

- ビタミンCが1日の約1/3

材料（1人分）

ごはん　100g
うす塩ランチョンミート　50g
卵　1個
白しめじ　40g
オリーブオイル　小さじ1/2
きゅうり　1/2本（50g）
トマト　小1個（70g）
リーフレタス　1枚
ブラックペッパー・塩　各適量
A［玉ねぎ…20g　レモン（みじん切り）…1枚分　オリーブオイル…小さじ1/2　塩…少々］

作り方

1. ランチョンミートは1cm角に切って、白しめじと一緒にオリーブオイルで炒める。
2. きゅうりとトマトは1cm角に、リーフレタスはちぎりAと合わせる。
3. ごはんに1、2を盛り付ける。目玉焼きを作り、塩、ペッパーをふり器に盛る。

Memo トマトの水分でごはんをほぐします。

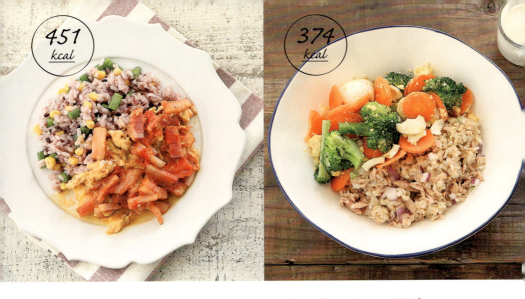

トマトとベーコンの卵炒めのサラダごはん

● ビタミンB₁が1日の約1/3

材料（1人分）

雑穀ごはん　100g
ベーコン　40g
卵　1個
さやいんげん　3本
ホールコーン　大さじ2（30g）
トマト　小1個（70g）
塩　少々

作り方

1. いんげんはさっと茹でて2cmの長さに切る。ホールコーンとともにごはんに混ぜ合わせる。
2. ベーコンは1cm×2cmに、トマトは2cm角に切る。ベーコンを炒め、こんがりしたらトマトを加える。
3. 卵に塩を加え溶き、2に加えさっと炒める。
4. 1と3を一緒に盛る。

Memo 卵を加えたらさっと炒め火を止めて。いんげんとコーンの甘味がベーコンの塩分と相性◎。

ゆで卵のクミン風味ツナサラダごはん

● ビタミンEが1日の1/3以上　● 葉酸が1/3以上

材料（1人分）

卵　1個
ブロッコリー　50g
人参　小1/2本（40g）
クミン（粉末）　少々
A ［玄米雑穀ごはん…100g　ノンオイルツナ…1缶（70g）　紫玉ねぎ（みじん切り）…20g　ブラックペッパー　適量］
＊ヨーグルトマヨドレッシング
　p.121参照（カロリーも含まれています）

作り方

1. ゆで卵を作る。ブロッコリーは食べやすい大きさに切り、人参はスライサーでスライスする。ゆで卵のお湯に塩（分量外）を入れブロッコリーを茹で、人参はさっとくぐらせる。
2. ツナは軽く水分を切り、Aを合わせる。
3. 1の野菜の水分を切り、卵を崩しながらクミンとともに混ぜ合わせる。2、3を器に盛る。

Memo 加熱は1つのお鍋で時短&楽に調理。クミンは瓶タイプのものなら2ふりくらいで十分です。

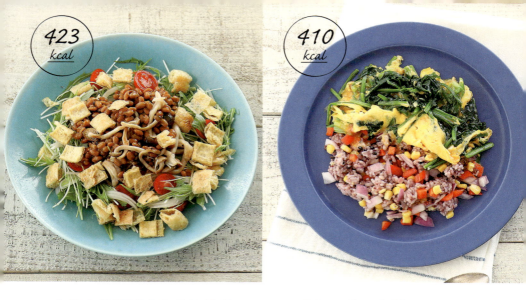

カリカリ揚げとしめじ入り梅納豆のサラダごはん

● ビタミンEが1日の約1/3 ● 食物繊維が約1/2

材料（1人分）

玄米ごはん　100g
油揚げ　1/2枚(30g)
納豆　1パック(50g)
しめじ　40g
水菜　30g
玉ねぎ　20g
ミニトマト　4個
梅肉　小さじ1/4
塩　少々

作り方

1. 油揚げは1cm角に切りしめじと一緒にフライパンでカリカリに焼く。
2. 食べやすい大きさに切った水菜、玉ねぎ、トマト、塩を合わせる。
3. 納豆のたれと梅肉を混ぜ合わせ納豆としめじを加える。すべて器に盛り付ける。

Memo しめじは加熱しすぎないように先に取り出してください。

ほうれん草の卵炒めのサラダごはん

● ビタミンEが1日の約2/3 ● ビタミンC約1日分

材料（1人分）

卵　2個
ほうれん草　100g
パプリカ（赤）　1/4個(30g)
紫玉ねぎ　20g
バター　小さじ1(4g)
塩　少々
A［雑穀ごはん…100g　ホールコーン…大さじ2(30g)　塩…少々］

作り方

1. ほうれん草はさっと塩茹で（分量外）して冷水にとり水分を絞っておく。
2. パプリカ、紫玉ねぎは1cm角に切り、Aの材料と混ぜ合わせる。
3. 溶き卵に塩を加えバターを溶かしたフライパンに流し込んだらほうれん草も加えさっと炒める。2、3を器に盛る。

Memo 卵を流しこんだらすぐにほうれん草を加え炒めすぎないようにしてください。

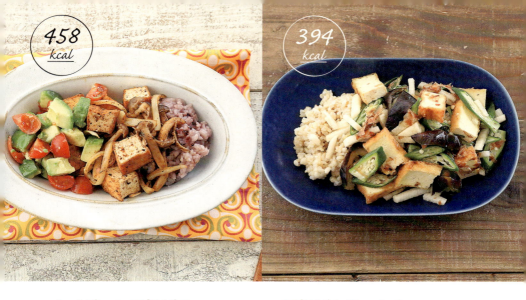

ケイジャン厚揚げの サラダごはん

● ビタミンCが1日の約1/3　● 食物繊維が約1/3

材料（1人分）

雑穀ごはん　100g
厚揚げ　100g
玉ねぎ　20g
ミニトマト　4個
アボカド　40g
サラダ油　小さじ1/2
レモン汁　小さじ1/2
塩　少々
A［しめじ…40g　ケイジャンシーズニング
　…小さじ1（4g）］

作り方

1. 厚揚げは2cm角、玉ねぎは薄切りにしてAの材料と混ぜ合わせ、サラダ油で炒める。
2. ミニトマト、アボカドは食べやすい大きさに切り、塩、レモン汁を合わせる。
3. 器にごはん、1、2を盛る。

Memo　1の工程は火を強めすぎると、火が入る前に具材がぱさぱさになるので気を付けてください。

厚揚げと長いもの おかか和えサラダごはん

● 葉酸が1日の1/3以上

材料（1人分）

玄米雑穀ごはん　100g
厚揚げ　100g
なす　1本（60g）
オクラ　3本
長いも　50g
かつお節　3g
めんつゆ（3倍濃縮）　大さじ1

作り方

1. 厚揚げは1cmの厚さにスライスしてグリルで焼く。
2. なすは丸ごとラップでくるみ600Wのレンジで1分半加熱する。
3. オクラは斜めスライス、長いもは千切り、なすは乱切りにする。厚揚げは食べやすい大きさに切る。
4. ごはん以外の材料を合わせ、ごはんの上に盛りつける。

Memo　厚揚げを薄く切って火の通りを早めます。加熱後の食材でやけどに気を付けてください。

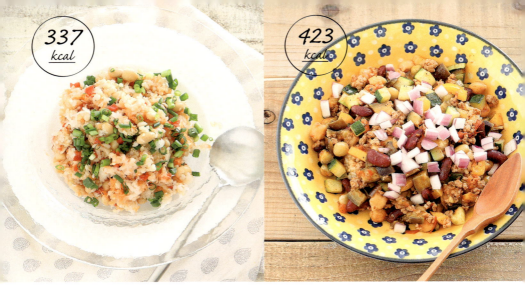

カリカリ梅おろしポン酢の大豆サラダごはん
- 食物繊維が1日のほぼ1/2　　葉酸が1/3以上

材料（1人分）

玄米雑穀ごはん　100g
大豆ドライパック　60g
大根　100g
人参　40g
刻みねぎ　10g
カリカリ梅　1個（10g）
いりごま　小さじ1
ポン酢醤油　小さじ2

作り方

1. 大根と人参は皮をむきすりおろして水分を絞る。カリカリ梅は細かく刻む。
2. すべての材料をよく混ぜ合わせて器に盛る。

Memo　おろしに少し残った水分でごはんをほぐしながら混ぜ合わせます。

豆と夏野菜のスパイシーサラダごはん
- ビタミンEが1日の1/3　　ビタミンCが2/3以上

材料（1人分）

玄米雑穀ごはん　100g
合いびき肉　50g
トマト　1個（70g）
紫玉ねぎ　20g
A［パプリカ（黄）…1/4個（30g）　なす…小1本（60g）　ズッキーニ…1/3本（50g）］
B［ミックスビーンズ…50g　ケイジャンシーズニング…小さじ1］

作り方

1. Aはそれぞれ1cm角に、トマトはざく切りにする。ひき肉を炒め油が出てきたらトマトとAを加えしんなりするまで炒める。
2. 1にBを加えて軽く水分が飛ぶまで炒める。
3. 器にごはん、2を盛り、1cm角に切った玉ねぎをちらす。

Memo　玉ねぎの存在感があるので、辛みの苦手な方は具材が熱いうちに混ぜても。

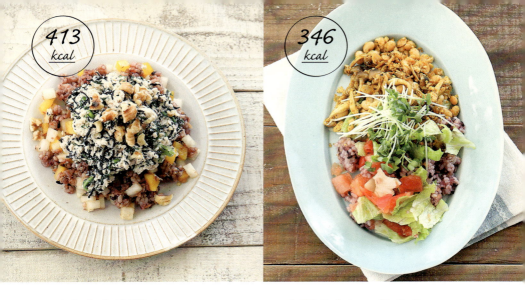

ひじきと春菊の
白和えサラダごはん

● ビタミンCが1日の約2/3 　● 食物繊維が1/3

材料 (1人分)

木綿豆腐　1丁(150g)
春菊　40g
大根　70g
パプリカ　1/4個(30g)
ひじき(乾燥)　4g
クルミ　1粒(6g)
A [雑穀ごはん…100g　かつお節…3g　醤油
　…小さじ1]
B [いりごま…小さじ1　味噌…小さじ1　砂
　糖…小さじ1]

作り方

1. 豆腐はキッチンペーパーで水分をふき取り、乾燥ひじきを混ぜラップをして600Wで1分弱加熱する。春菊はさっと茹でて冷水にとり水分を絞る。
2. 大根、パプリカは1cm角に切りAと合わせる。クルミは乾煎りする。
3. 1にBを加えよく混ぜ合わせる。
4. 器に2と3を盛りクルミを砕いてのせる。

Memo　豆腐をレンジ加熱するときは様子を見てふつふつとなったら取り出してください。

大豆のカレー炒めの
サラダごはん

● 葉酸が1日の約1/3 　● 食物繊維が1/3以上

材料 (1人分)

大豆ドライパック　60g
しめじ　40g
レタス　30g
トマト　小1個(70g)
かいわれ大根　10g
にんにく(みじん切り)　2g
オリーブオイル　小さじ1
カレー粉　小さじ1/2
塩　ひとつまみ
A [雑穀ごはん…100g　塩…少々]

作り方

1. 大豆はビニール袋に入れ指で軽くつぶす。オリーブオイルでにんにくを炒め大豆、しめじを加えカレー粉と塩で味付けする。
2. レタスは手でちぎり、トマトはざく切りにする。Aの材料とすべて合わせる。
3. 1、2を器に盛り、かいわれ大根をのせる。

Memo　大豆は粗めにつぶして食感を残しつつ味の絡みをよくします。

99

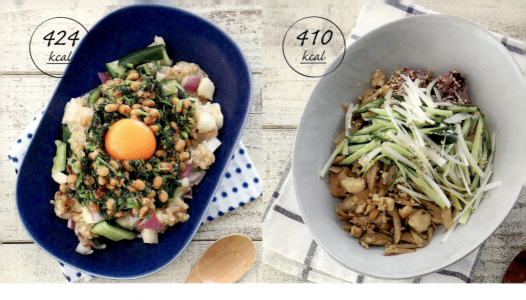

424 kcal / 410 kcal

モロヘイヤ納豆の
ネバネバサラダごはん

● ビタミンCが1日の約1/3　● 食物繊維が1/3以上

材料（1人分）

納豆　1パック（50g）
卵黄　1個
モロヘイヤ　30g
A [玄米雑穀ごはん…100g　長いも…80g
　きゅうり…1/2本（50g）　紫玉ねぎ…20g
　かつお節…3g　めんつゆ（3倍濃縮）…小
　さじ1]

作り方

1. モロヘイヤは茎と葉を分ける。茎を3cmくらいに切り、塩（分量外）を入れた熱湯に入れ、1分したら葉も入れて30秒ほど茹でる。ザルにあげ冷水でさまして水分をしぼる。
2. 1を細かく刻み、納豆、たれとよく混ぜ合わせる。
3. 長いもときゅうりはビニール袋に入れ軽くたたき、紫玉ねぎは1cm角に切る。Aの材料すべてを混ぜ合わせる。
4. 器に2、3を盛り卵黄をのせる。

Memo　モロヘイヤは茎と葉の固さが違うので時間差で茹でます。茎が太い場合は時間の調整を。

くずし絹揚げとごぼうの
甘辛サラダごはん

● 食物繊維が1日の1/3以上　● 葉酸が1/3以上

材料（1人分）

雑穀ごはん　100g
絹揚げ　100g
ごぼう　70g
きゅうり　1/2本（50g）
長ねぎ　20g
いりごま　小さじ1/2
A [かつおだし…100cc　砂糖…小さじ2　醤油…小さじ2]

作り方

1. ごぼうはささがきにする。フライパンにAとごぼう、絹揚げを手で崩しながら入れ強火で水分がなくなるまで煮詰める。
2. きゅうりは細切り、長ねぎは白髪ねぎにする。
3. 器にごはん、1、2を盛りいりごまをふりかける。

Memo　絹揚げは味がしみ込みやすいように手で崩します。

COLUMN 03

サラダごはん
使えるグッズたち

サラダごはんをおいしく作るために役立つ
キッチンアイテムをいくつかご紹介します。

サラダスピナー

葉物など、ザルにあげるだけでは切りにくい野菜の水分を切るのにとても便利。ハンドルを回すタイプや押すタイプ、サイズも様々なものがあります。

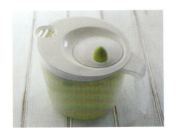

スライサー

サラダごはんは玉ねぎを水にさらさずそのまま使っています。厚みがあるとどうしても辛みが増してしまうので、薄く切れるスライサーがあるととても便利です。また、玉ねぎは繊維を断ち切るように切ると辛みが和らぎます。

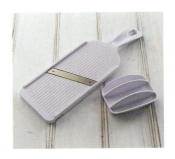

小さめのシリコンヘラ

やわらかく茹でた野菜やごはんを混ぜるときなど、素材をつぶしすぎないのでとても便利です。また、ソースやご飯粒も残さず綺麗に器に移せます。小さめサイズが使いやすくてお気に入りです。

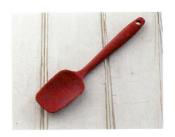

· Salad Gohan Recipes ·

MENU

4

with

Vegetables Dish

野菜をとにかくおいしく食べられる

野菜づくしの
サラダごはん

野菜だけなのにお腹もちゃんと満足の食べごたえ。
食べすぎた後の調整ごはんにもピッタリです。

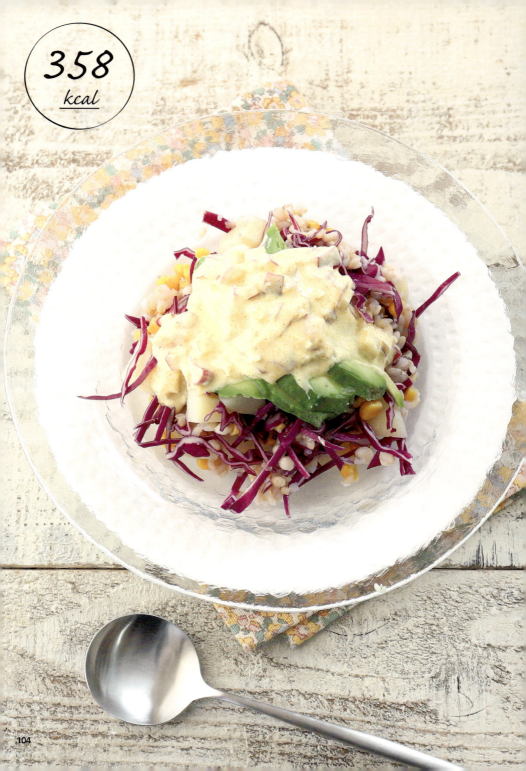

レッドキャベツとコーンのサラダごはん

- ビタミンCが1日の約1/2
- 葉酸が1/3以上（妊婦は約1/4）
- 食物繊維が1/3以上

材料 (1人分)

じゃがいも　小1個(70g)
レッドキャベツ　40g
アボカド　40g
A[玄米雑穀ごはん…100g　ホールコーン…
　　大さじ2(30g)　塩…少々]

＊オニオンカレーソース
　p.122参照(カロリーも含まれています)

作り方

1. じゃがいもは1〜2cm角に切り、塩を入れた水から茹で沸騰したら3分でザルにあげる。
2. キャベツは繊維を断ち切るように千切りにし、じゃがいもとキャベツを**A**の材料とすべて混ぜ合わせる。
3. **2**を器に盛り、スライスしたアボカドとソースをかける。

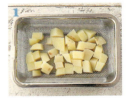

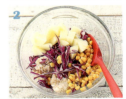

Memo　じゃがいもは少し食感を残すくらいに茹で時間を調節してください。

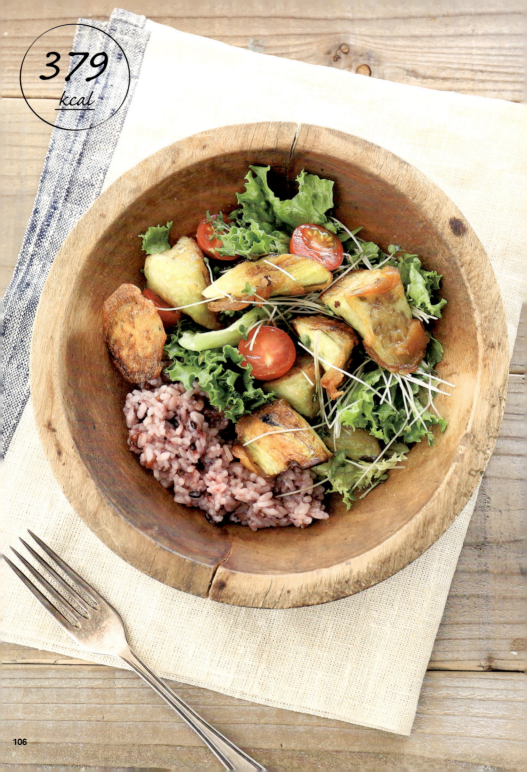

ジューシーなすの唐揚げサラダごはん

●葉酸が1日の1/3以上（妊婦は約1/4）　●ビタミンCが1/3

材料（1人分）

雑穀ごはん　100g
長なす　1本(120g)
リーフレタス　3枚
ミニトマト　4個
ブロッコリースプラウト　10g
ごま油（透明）　大さじ1
塩　少々

A [すりおろしにんにく…2g　薄力粉…小さじ2　片栗粉…小さじ1　醤油…小さじ1　水…小さじ2]

作り方

1. なすは皮をむき、ひと口大の乱切りにする。**A**の材料を合わせ、なすにまんべんなく付ける。ごま油（透明）をフライパンに入れ弱火で時々返しながら中まで火を通す。
2. リーフレタスは手でちぎり、ミニトマトは食べやすく切ったら、スプラウト、塩を合わせてざっくり混ぜる。
3. **1**の油をよく切り、**2**、ごはんとともに器に盛る。

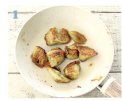

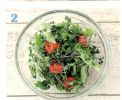

Memo　なすの衣は焦げやすいので火加減は弱火でゆっくり加熱してください。

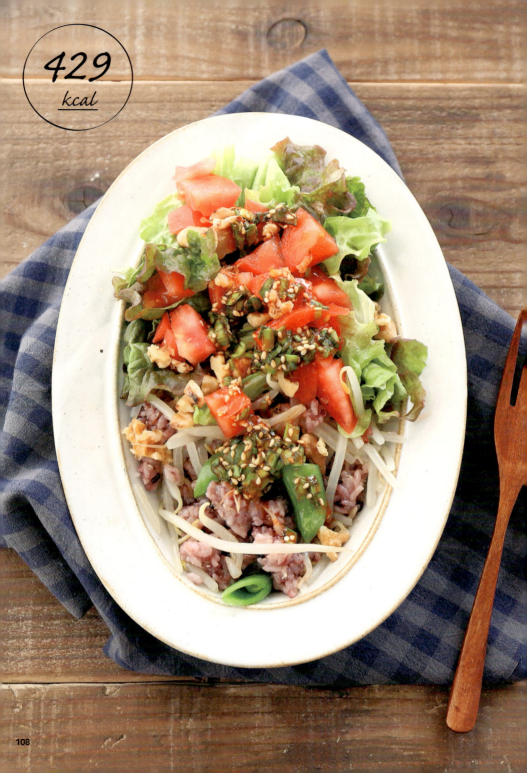

たっぷり野菜のナムルサラダごはん

●ビタミンCが1日の1/3以上　●葉酸が1日の1/2以上(妊婦は約1/3)

材料(1人分)

雑穀ごはん　100g
もやし　80g
スナップえんどう　4さや
サニーレタス　3枚
トマト　小1個(70g)
クルミ　3粒(18g)
A［すりおろしにんにく…2g　ごま油…小さじ1/2　塩…少々］
＊ピリ辛ニラドレッシング　p.124参照(カロリーも含まれています)

作り方

1. もやしとスナップえんどうは熱湯でさっと茹でざるにあげ、冷めたら食べやすく切る。
2. クルミはフライパンで軽く乾煎りする。サニーレタスは食べやすくちぎり、トマトはざく切りにする。
3. ごはんにAを混ぜほぐしたら1も加えて合わせる。
4. 器にごはんと具材を盛りクルミを手で砕いてちらし、ドレッシングをかける。

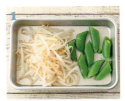

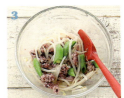

Memo　もやしは茹ですぎないようにします。クルミは冷めてから砕いてください。

440 kcal

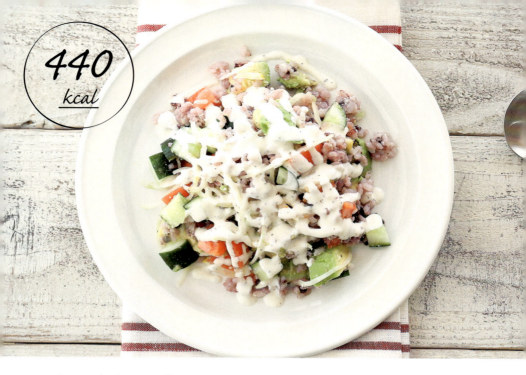

たっぷりアボカドのヨーグルトマヨサラダごはん

●ビタミンEが1日の2/3以上 ●ビタミンCが1/3以上 ●食物繊維が1/3以上 ●葉酸が約1/2(妊婦は約1/3)

材料（1人分）

雑穀ごはん　100g
きゅうり　1/2本(50g)
アボカド　100g
トマト　中1/2個(50g)
玉ねぎ（スライス）　20g
レモン（みじん切り）　1枚
レモン汁　小さじ1/2
粉チーズ　小さじ1
塩　ひとつまみ
＊ヨーグルトマヨドレッシング
　p.121参照（カロリーも含まれています）

作り方

1. ごはんは軽く水洗いしてぬめりを取ってから水分を切る。きゅうり、アボカド、トマトは1cm角に切る。
2. すべての材料を混ぜ合わせて器に盛りつけ、ドレッシングをかける。

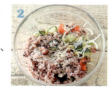

Memo 混ぜ込むときは、アボカドをつぶしすぎず食感を残してください。

なすとオクラの照り焼き
サラダごはん

●ビタミンEが1日の1/3　●ビタミンCが1/3以上　●食物繊維が1/3以上　●葉酸が2/3(妊婦は1/3以上)

材料（1人分）

玄米雑穀ごはん　100g
長なす　1本（120g）
オクラ　4本
水菜　50g
いりごま　小さじ1/2
ごま油　小さじ1
A［砂糖…小さじ2　醤油…小さじ2　酒…小さじ2］

作り方

1. なすは皮をむき縦半分に切り、8等分に切る。オクラは斜め半分に切る。水菜は食べやすい大きさに切る。
2. ごま油でなすを炒め、しんなりしたらオクラも加える。**A**の材料を混ぜ合わせて加えさっと炒めて火を止める。
3. 器にごはん、水菜、**2**を汁ごとのせ、ごまをふる。

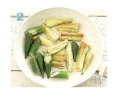

Memo　照り焼きの煮汁がドレッシング代わりになるので、調味料を加えたら煮詰めすぎないようにしてください。

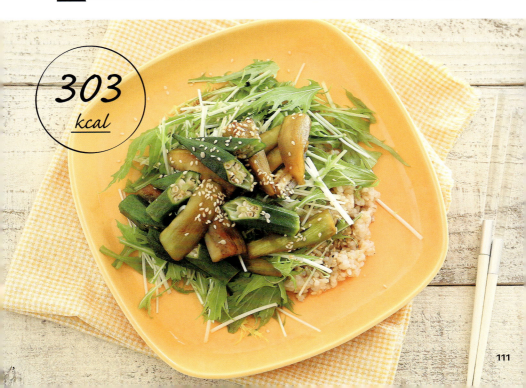

303 kcal

315 kcal

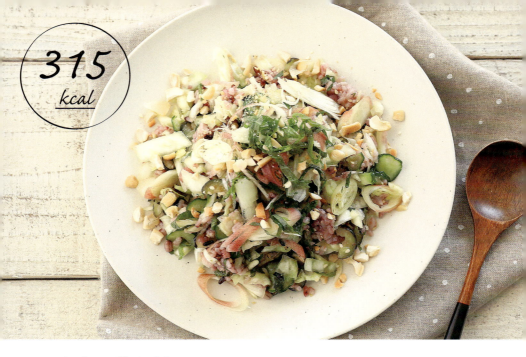

香味野菜と柚子こしょうの サラダごはん

●ビタミンCが1日の1/2以上　●食物繊維が1/3以上　●葉酸が1/2以上(妊婦は約1/3)

材料 (1人分)

雑穀ごはん　100g
キャベツ　100g
なす　小1本(60g)
きゅうり　1/2本(50g)
みょうが　2本
大葉　2枚
いりごま　小さじ1
カシューナッツ　5粒
塩　ひとつまみ
A ［ごま油…小さじ1　柚子こしょう…小さじ1/2　砂糖…小さじ1/2］

作り方

1. キャベツは粗みじん、なすは2〜3mmの輪切り、きゅうりはスライスする。すべて合わせ塩を全体にまぶして5分ほど置く。カシューナッツは乾煎りする。

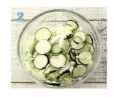

2. ボウルにAを入れ合わせる。1を軽く揉んで水分をしっかり絞り加えごはんも加えて混ぜる。
3. 2に刻んだみょうが、大葉、いりごまを加え、器に盛りカシューナッツを砕いて散らす。

Memo 野菜の水分をしっかり絞って混ぜ合わせてください。

夏野菜の生姜炒め 緑のおろしサラダごはん

●ビタミンCが1日の2/3以上　●食物繊維が約1/3　●葉酸が1/2(妊婦は約1/3)

材料 (1人分)

雑穀ごはん　100g
長なす　1本(100g)
パプリカ(黄)　1/4個(30g)
オクラ　2本
大根　100g
きゅうり　1/2本(50g)
刻みねぎ　10g
すりおろし生姜　2g
ごま油(透明)　大さじ1
塩　少々
めんつゆ(3倍濃縮)　小さじ2

作り方

1. なすは縦半分に切り8等分に切る。ラップでくるんでレンジで1分半加熱する。パプリカ、オクラも縦長に切る。
2. 1をごま油(透明)と生姜で炒めて塩で軽く味付けする。
3. 大根ときゅうりはすりおろし、半量をごはんに混ぜてほぐす。器に2とごはんを盛り残りのおろし、めんつゆ、ねぎをふりかける。

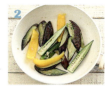

Memo なすの水分は軽くふき取り、油が冷たいうちにフライパンに入れてください。

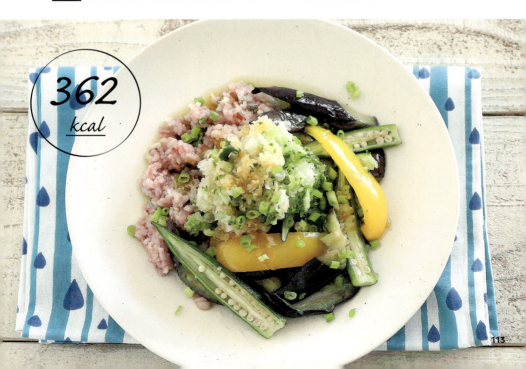

362 kcal

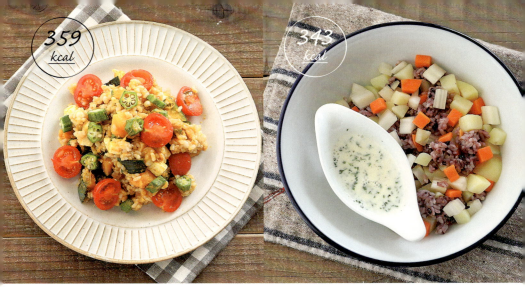

かぼちゃとチーズの
カレー風味サラダごはん

- ビタミンCが1日の1/3以上　●食物繊維が1/3以上

材料（1人分）

玄米雑穀ごはん　100g
プロセスチーズ　2個（30g）
かぼちゃ　60g
ミニトマト　4個
オクラ　3本
カレー粉　小さじ1
塩　ひとつまみ

作り方

1. かぼちゃは2cm角に切り、耐熱容器に水大さじ1（分量外）とともに入れラップをして600Wで1分半加熱する。
2. ミニトマト、オクラは食べやすい大きさに、プロセスチーズは細かく切る。
3. すべての材料を混ぜ合わせ器に盛る。

Memo かぼちゃをつぶしすぎないようにしてください。

セロリとじゃがいもの
ホットチーズサラダごはん

- ビタミンCが1日の約1/3

材料（1人分）

雑穀ごはん　100g
人参　小1/2本（40g）
じゃがいも　小1個（70g）
セロリ　1/2本（50g）
＊ホットチーズソース
　p.122参照（カロリーも含まれています）

作り方

1. 人参、じゃがいもは1〜2cm角に切る。塩（分量外）を入れた水から茹で、沸騰してから3分くらいでザルにあげる。
2. セロリは皮をむき1〜2cm角に切る。1、2をごはんと混ぜ合わせて器に盛る。
3. ソースを添える。

Memo じゃがいもと人参は茹ですぎないように気をつけてください。

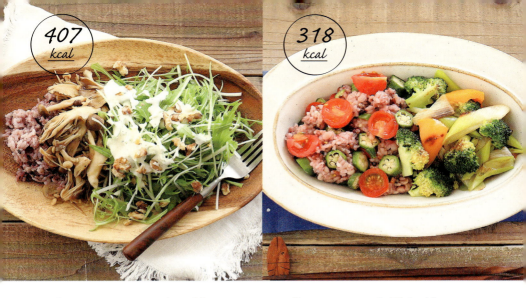

407 kcal

318 kcal

きのこのオイスター炒めサラダごはん

- ビタミンCが1日の1/2以上
- 食物繊維が1/2以上

材料（1人分）

雑穀ごはん　100g
水菜　100g
クルミ　3粒(18g)
ごま油　小さじ1/2
オイスターソース　小さじ1
A ［しめじ…40g　えのき…40g　まいたけ…40g］
＊ヨーグルトマヨドレッシング
　p.121参照（カロリーも含まれています）

作り方

1. クルミはフライパンで焦がさないように2〜3分乾煎りする。
2. Aのきのこを食べやすい大きさに切りごま油で炒める。軽くしんなりしたらオイスターソースで味付けする。
3. ごはんに2とざく切りにした水菜をのせドレッシングをかける。クルミを砕いてのせる。

Memo きのこは炒めすぎないでください。

ブロッコリーと長ねぎの塩あんサラダごはん

- ビタミンEが1日の1/3以上
- ビタミンCが約1日分

材料（1人分）

ブロッコリー　50g
パプリカ（黄）　1/4個(30g)
長ねぎ　1/3本(40g)
ごま油　小さじ1
水溶き片栗粉　片栗粉小さじ1+水小さじ2
A ［雑穀ごはん…100g　オクラ…3本　ミニトマト…4個　塩…少々　ごま油…小さじ1］
B ［鶏ガラスープの素…小さじ1　水…100cc］

作り方

1. ブロッコリーは小さめに切る。パプリカは乱切り、長ねぎは斜め薄切りにする。
2. 1をごま油で炒め、ブロッコリーに火が通ったらBを加え火を止める。水溶き片栗粉を加え全体にまぜ、軽く加熱する。
3. オクラは輪切り、トマトは食べやすく切り、Aの材料をすべて合わせる。2、3を器に盛る。

Memo 水溶き片栗粉を加える前に火を止めてダマになるのを防ぎます。

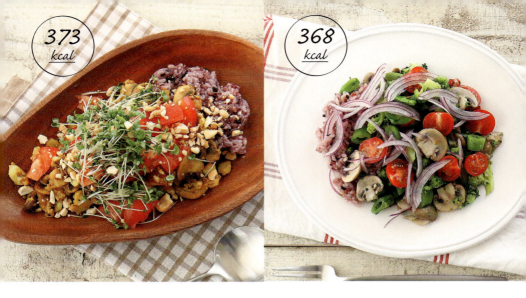

373 kcal

368 kcal

カリフラワーの
ドライカレーサラダごはん

● ビタミンCが1日の1/2以上　● 食物繊維が1/3以上

材料（1人分）

雑穀ごはん　100g
カリフラワー　80g
マッシュルーム　3個
しめじ　40g
トマト　小1個（70g）
ブロッコリースプラウト　10g
カシューナッツ　10粒
オリーブオイル　小さじ2
カレー粉　小さじ1/2
塩　ひとつまみ

作り方

1. カリフラワーは粗く刻み、マッシュルームは薄切りにしてしめじも一緒にオリーブオイルで炒める。
2. しんなりしてきたらカレー粉、塩を加え味付けする。
3. トマトはざく切りにする。カシューナッツは乾煎りして砕く。器にごはん、2、3を盛りスプラウトをのせる。

Memo　カリフラワーを炒めるときは弱めの火加減で焦がさないように気を付けてください。

ブロッコリーのアーリオ
オーリオのサラダごはん

● ビタミンCが1日の2/3以上　● 食物繊維が1/3以上

材料（1人分）

雑穀ごはん　100g
ブロッコリー　70g
スナップえんどう　5さや
マッシュルーム　3個
ミニトマト　4個
紫玉ねぎ（スライス）　20g
オリーブオイル　大さじ1
ナンプラー　小さじ1
ブラックペッパー　適量
A［にんにく（みじん切り）…3g　鷹の爪…1/2本（輪切り）］

作り方

1. ブロッコリーは粗く刻み、スナップえんどうはざく切りにする。マッシュルームは薄切りにする。
2. 1とAをオリーブオイルで炒め、火が通ったらナンプラーとペッパーで味付けする。
3. 器にごはん、2を盛り半分に切ったミニトマトと玉ねぎをちらす。

Memo　ナンプラーはメーカーによって塩分が変わるのでお好みで量を調整してください。

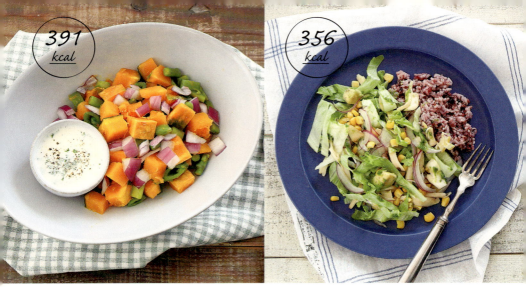

391 kcal

356 kcal

かぼちゃとアスパラの
チーズサラダごはん

- ビタミンCが1日の2/3以上　● 食物繊維が約1/2

材料（1人分）

玄米雑穀ごはん　100g
紫玉ねぎ　20g
塩　少々
A［かぼちゃ…100g　グリーンアスパラガス…
　2本　スナップえんどう…4さや］
＊ホットチーズソース
　p.122参照（カロリーも含まれています）

作り方

1. **A** は1〜2cm角に切り耐熱容器に入れ、塩、水大さじ1を加えて混ぜる。ラップをして600Wで3分加熱する。
2. 器にごはん、**1** を盛り1cm角に切った紫玉ねぎをちらす。
3. ソースを添える。

Memo　野菜の水分が多すぎる場合は余分な水分を切って盛り付けてください。

エリンギとアボカドの
パクチーソースサラダごはん

- 食物繊維が1日の1/3以上　● 葉酸1/2以上

材料（1人分）

雑穀ごはん　100g
にんにく（みじん切り）　2g
オリーブオイル　小さじ1
ナンプラー　小さじ1
A［エリンギ…1本（70g）　アボカド…40g　レ
　モン（みじん切り）…1枚分　ホールコーン…
　大さじ2（30g）］
B［レタス…40g　紫玉ねぎ（スライス）…20g
　塩…少々］
＊パクチーミントチリソース　小さじ1/2
　p.124参照（カロリーも含まれています）

作り方

1. エリンギは食べやすくさく。アボカドは2cm角に切る。レタスはざく切りにする。
2. オリーブオイルでにんにくを炒め、香りがしたら **A** を加えさっと炒めてナンプラーで味付けする。
3. **2** の粗熱が取れたら **B**、ソースと合わせる。ごはんとともに器に盛る。

Memo　パクチーミントチリソースはお好みで量を調整してください。

. Salad Gohan Recipes .

MENU

5

with

Dressing

おいしいヒミツがここにある

ドレッシング・ソース

サラダごはんをおいしくする脇役ドレッシング＆ソース。
様々な組み合わせを楽しんでみてくださいね。

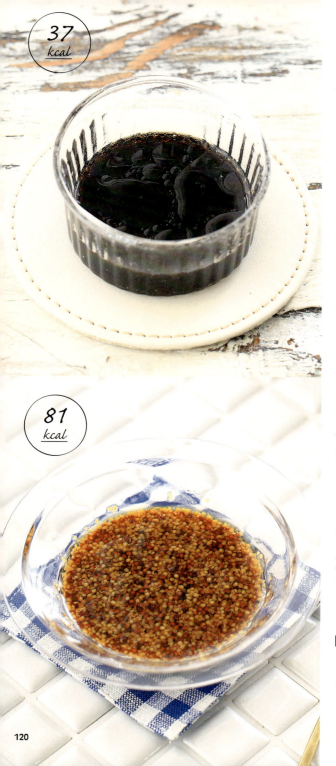

バルサミコ醤油ドレッシング

材料（1人分）

バルサミコ酢　小さじ2
砂糖　ひとつまみ
醤油　小さじ1
オリーブオイル　小さじ1/2

作り方

1. すべての材料をよく混ぜ合わせる。

Memo ドレッシングとしてだけでなく加熱調理の味つけにも。

37 kcal

和風マスタードドレッシング

材料（1人分）

醤油　小さじ2
粒マスタード　小さじ1
はちみつ　小さじ1
ごま油　小さじ1
酢　小さじ1

作り方

1. はちみつと粒マスタードをよく混ぜ合わせる。その他の材料を加えよく合わせる。

Memo はつみつとマスタードをしっかりなじませると作りやすいです。洋にも和にも合わせやすいドレッシングです。

81 kcal

ヨーグルトマヨドレッシング

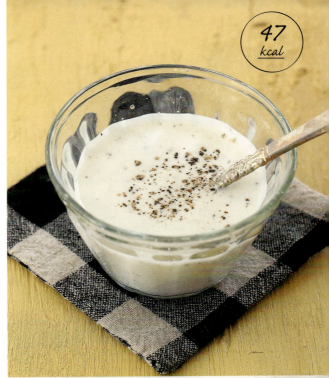

47 kcal

材料（1人分）

ヨーグルト　大さじ2
マヨネーズ　小さじ1
塩　少々
ブラックペッパー　適量

作り方

1. すべての材料をよく混ぜ合わせる。

Memo ヨーグルトとマヨネーズはまんべんなく合わせてください。ブラックペッパーたっぷりがおすすめ。

甘辛マヨチリドレッシング

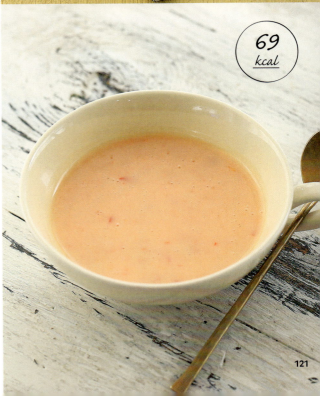

69 kcal

材料（1人分）

マヨネーズ　小さじ2
スイートチリソース　小さじ2
酢　小さじ1

作り方

1. すべての材料をよく混ぜ合わせる。

Memo マヨネーズとスイートチリソースをしっかりなじませてから酢を加えると作りやすいです。

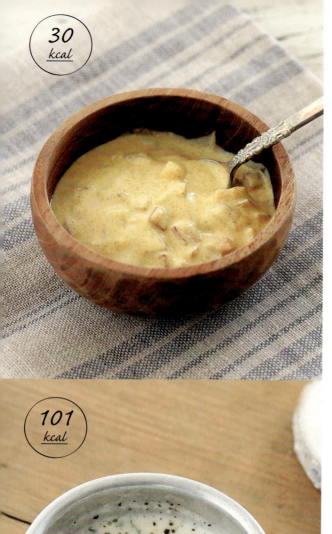

オニオンカレーソース

30 kcal

材料（1人分）

紫玉ねぎ　20g
ヨーグルト　大さじ2
カレー粉　小さじ1/2
塩　少々

作り方

1. 玉ねぎは1cm角に切る。
2. ヨーグルト、塩、カレー粉をよく混ぜ合わせ1を加える。

Memo 玉ねぎの辛みが苦手な方は、一度塩でもんだり、水にさらすなどして作ってみてください。少し辛みがやわらぎます。

ホットチーズソース

101 kcal

材料（1人分）

牛乳　50cc
スライスチーズ
（とろけないタイプ）　1枚
パセリ　10g
塩　少々
ブラックペッパー　適量

作り方

1. チーズは手でちぎり、すべての材料を鍋に入れ弱火でチーズが溶けるまで加熱する。

Memo チーズはとけにくいので焦がさないように火加減に気を付けてください。

ごまドレッシング

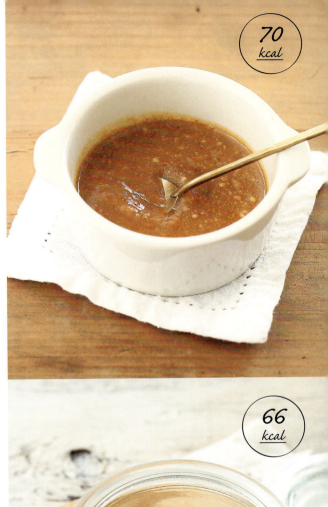

70 kcal

材料（1人分）

練りごま　小さじ1
すりごま　小さじ1
砂糖　小さじ1
酢　小さじ1
醤油　小さじ1

作り方

1. 練りごまと醤油をよく混ぜ合わせる。
2. その他の材料を加えよく合わせる。

Memo 練りごまを先に醤油で溶かすと混ざりやすいです。

明太ポン酢ドレッシング

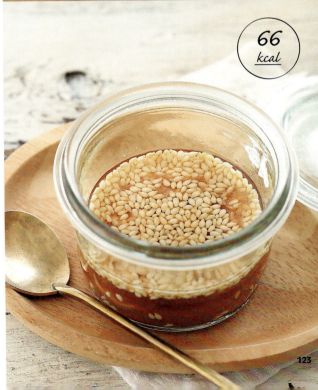

66 kcal

材料（1人分）

明太子　10g
いりごま　小さじ1/2
ごま油　小さじ1
ポン酢醤油　小さじ2

作り方

1. 明太子はほぐしてポン酢とよく合わせる。
2. その他の材料を加えよく合わせる。

Memo ごまが浮きやすいのでかける前に混ぜてください。

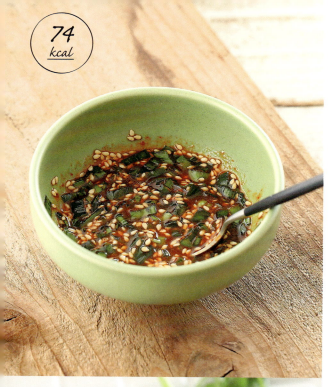

74 kcal

ピリ辛ニラドレッシング

材料（1人分）

ニラ　10g
いりごま　小さじ1/2
コチュジャン　小さじ1/2
砂糖、酢、醤油、ごま油
各小さじ1

作り方

1. コチュジャンを醤油によく溶かす。
2. その他の調味料を加えよく混ぜ、刻んだニラ、いりごまを加える。

Memo コチュジャンを先に醤油に溶かすと混ざりやすいです。

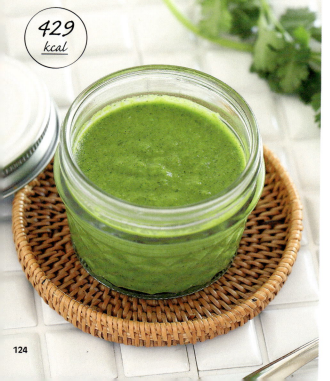

429 kcal

パクチーミントチリソース

材料（約40回分）

青唐辛子、パクチー　各30g
にんにく　ひとかけ（6g）
ミントの葉　3g
オリーブオイル　50cc
塩　小さじ1/2
※作りやすい分量（約40回分）。1回分小さじ1/2のカロリーは約11kcal。

作り方

1. ミキサーにオリーブオイルを入れる。
2. その他の材料を刻んで1に入れ滑らかになるまでミキサーにかける。

Memo 唐辛子とオイルの効果で冷蔵庫で長期保存（1ヶ月目安）が可能です。

COLUMN 04

知っておきたい
サラダごはんと栄養

サラダごはんに多く含まれる
女性に嬉しい栄養素を紹介します。

ビタミンC　　シミ、美肌、疲れやすい

ストレスが多い、疲れやすい、シミが気になる、そんな方にはビタミンC。強い抗酸化作用でサポートしてくれます。ビタミンCは喫煙でも消費されるので喫煙習慣のある方も積極的に。

ビタミンE　　美肌、老化予防

抗酸化作用で老化を予防！ といえばビタミンE。「若返りのビタミン」とも呼ばれています。取りすぎには注意が必要ですが、食事からの摂取ならその心配はほとんどありません。

食物繊維　　便秘、生活習慣予防

生活習慣病予防や便秘改善、腸内環境を整えてくれる食物繊維。不溶性食物繊維を多く含む、かたいごぼうなどはしっかり噛むことで満腹感も得られます。

葉酸　　貧血、妊娠初期の方

妊娠超初期にとても重要な葉酸。妊娠する可能性のある方は普段から摂取しておくことが大切になります。貧血気味の方にもおすすめです。

Salad Gohan Recipes

主な素材別さくいん

〈お肉〉

【鶏もも肉】
カリカリ照り焼きチキンのサラダごはん ………… 18
ヘルシー唐揚げのサラダごはん ………… 28
鶏と野菜のココナッツサラダごはん ………… 39
鶏と野菜の塩麹オーブン焼きサラダごはん ………… 40
ハーブチキンのトマト炒めサラダごはん ………… 41
マーマレードチキンのグリルサラダごはん ………… 43

【鶏むね肉】
カレーヨーグルトチキンと
ほうれん草のサラダごはん ………… 22
鶏むね肉ときのこの味噌チーズグリルの
サラダごはん ………… 26
しっとりチキンとレッドキャベツのサラダごはん … 29
鶏とれんこんのレンジ蒸し
明太ドレッシングのサラダごはん ………… 30
鶏とれんこんのバター醤油サラダごはん ………… 41
和風ハニーマスタードチキンのサラダごはん ……… 42
ココナッツチキンカレーのサラダごはん ………… 43

【鶏肉ささみ】
ささみとアスパラのナンプラー炒めのサラダごはん … 27
春菊とささみの生姜醤油サラダごはん ………… 39

【鶏レバー】
鶏レバーのオイスター炒めサラダごはん ………… 31

【豚もも肉】
豚の生姜焼きのサラダごはん ………… 32
カリカリ豚と新玉ねぎのわさびポン酢サラダごはん … 34
オレンジポークのサラダごはん ………… 45

【豚こま切れ肉】
ゆで豚とごぼうのエスニックサラダごはん ………… 42
豚と野菜の甘辛炒めとごま風味のサラダごはん ……… 47
豚となすのポン酢炒めサラダごはん ………… 47

【豚ロース肉】
ポークソテーのオニオンカレーソースのサラダごはん … 24

【豚肩ロース肉】
レモンペッパーポークのサラダごはん ………… 46

【豚ひき肉】
肉みそとポーチドエッグのサラダごはん ………… 33

【牛ひき肉】
セロリと牛ひき肉のエスニックサラダごはん ……… 40

【合いびき肉(牛・豚)】
ひき肉と根菜の黒酢あんのサラダごはん ………… 45
長ねぎとひき肉のオムレツサラダごはん ………… 80
ひき肉と豆ときゅうりの
オイスター炒めのサラダごはん ………… 88

【ベーコン】
角切りベーコンとアスパラの塩炒めサラダごはん … 44
カリカリベーコンとほうれん草の
バルサミコサラダごはん ………… 44

【牛切り落とし肉】
ピリ辛ニラだれの焼き肉サラダごはん ………… 35
牛しゃぶとごぼうのごまだれサラダごはん ………… 37
牛のトマトおろしサラダごはん ………… 38

【生ハム】
生ハムとスーパースプラウトのサラダごはん ……… 20

【牛もも肉】
山かけすき焼き風サラダごはん ………… 36

【ソーセージ】
きのことソーセージのトマト炒めのサラダごはん …… 46

〈魚〉

【ツナ】
ツナとかぼちゃのクリーム煮のサラダごはん ……… 58

【サーモン】
サーモンと縮みほうれん草の
クリームスープのサラダごはん ………… 56
サーモンとポテトの和風マスタードサラダごはん … 60
ケイジャンサーモンのサラダごはん ………… 61

【サーモン(刺身)】
サーモンとアボカドのサラダごはん ………… 69

【塩鮭】
減塩鮭ときのことわかめのサラダごはん ………… 68

【シーフードミックス】
シーフードミックスのチーズソースサラダごはん … 68
シーフードとポテトのカレー炒めサラダごはん … 70

【スモークサーモン】
スモークサーモンの和風バルサミコサラダごはん … 69

【まぐろ】
梅わさびまぐろのサラダごはん ………… 64
まぐろとアボカドの韓国風サラダごはん ………… 65

【塩鯖】
塩鯖と長いもとみょうがのサラダごはん ……………… 59

【鯵の干物】
鯵とひじきの梅しそサラダごはん ……………………… 54

【めかじき】
めかじきのガーリック醤油サラダごはん ………… 62
めかじきの青のり照り焼きと
豆苗のサラダごはん ……………………………… 63

【えび】
ガーリックシュリンプのサラダごはん ……………… 52
エビとアボカドの塩レモンサラダごはん ………… 66

【ほたて缶】
ほたてと大根のサラダごはん ……………………… 70

【鯛(刺身)】
鯛の和風マスタードサラダごはん ………………… 67

【しらす】
しらすトマトおろしと梅のサラダごはん ………… 71

【ぶり】
ぶりとごぼうの甘辛炒めサラダごはん ………… 71

【たら】
たらのバター炒めのサラダごはん ……………… 72

【いか】
いかのガリバタ醤油炒めと
セロリのサラダごはん ……………………… 72

【たらこ】
たっぷりタラモサラダごはん ……………………… 73

【しめ鯖】
しめ鯖と三つ葉のサラダごはん ………………… 73

〈卵・豆〉

【大豆】
大豆そぼろごはんのレタス包み
ヨーグルトマヨソースのサラダごはん ………… 82
たっぷり大豆とコーンのサラダごはん ………… 89
カリカリ梅おろしポン酢の大豆サラダごはん …… 98
大豆のカレー炒めのサラダごはん …………… 99

【卵】
ピリ辛オクラニラ玉のサラダごはん ……………… 86
コルビージャックチーズと
きのこのオムレツサラダごはん ……………… 94
トマトとベーコンの卵炒めのサラダごはん ……… 95
ゆで卵のクミン風味ツナサラダごはん ………… 95
ほうれん草の卵炒めのサラダごはん ………… 96

【納豆】
大葉納豆オムレツの和風サラダごはん ……………… 87
カリカリ揚げとしめじ入り梅納豆のサラダごはん…… 96
モロヘイヤ納豆のネバネバサラダごはん ………… 100

【ランチョンミート】
うす塩ランチョンミートと目玉焼きのサラダごはん … 94

【豆腐】
豆腐と菜の花の明太ソースサラダごはん ………… 84
ひじきと根菜の豆腐サラダごはん ………………… 90
甘辛豆腐ステーキと薬味のサラダごはん ………… 92
枝豆と豆腐のサラダごはん …………………… 93
ひじきと春菊の白和えサラダごはん …………… 99

【ミックスビーンズ】
ミックスビーンズとツナのサラダごはん ………… 91
豆と夏野菜のスパイシーサラダごはん ………… 98

【厚揚げ】
ケイジャン厚揚げのサラダごはん ……………… 97
厚揚げと長いものおかか和えサラダごはん ……… 97
くずし絹揚げとごぼうの甘辛サラダごはん ……… 100

〈野菜〉

【アボカド】
レッドキャベツとコーンのサラダごはん ………… 104
たっぷりアボカドのヨーグルトマヨサラダごはん…… 110
エリンギとアボカドのパクチーソースサラダごはん … 117

【かぼちゃ】
かぼちゃとチーズのカレー風味サラダごはん ……… 114
かぼちゃとアスパラのチーズサラダごはん ……… 117

【セロリ】
セロリとじゃがいものホットチーズサラダごはん…… 114

【きのこ】
きのこのオイスター炒めサラダごはん ………… 115

【もやし】
たっぷり野菜のナムルサラダごはん …………… 108

【なす】
ジューシーなすの唐揚げサラダごはん ………… 106
なすとオクラの照り焼きサラダごはん ………… 111
香味野菜と柚子こしょうのサラダごはん ……… 112
夏野菜の生姜炒め緑のおろしサラダごはん ……… 113

【ブロッコリー】
ブロッコリーと長ねぎの塩あんサラダごはん …… 115
ブロッコリーのアーリオオーリオのサラダごはん…… 116

【カリフラワー】
カリフラワーのドライカレーサラダごはん ……… 116

中原美香子　(なかはら・みかこ)

フードコーディネーター、ジュニア野菜ソムリエ、調理師、1児の母。
野菜ソムリエ認定料理教室を主宰、企業のレシピ開発やWebサイトでのレシピ連載、フードスタイリングや撮影などを行っている。
お弁当や料理レシピ、DIYなど日々を綴るブログが人気。

おいしい毎日しあわせごはん
http://chikipon.blog.jp/

著者　　　　　中原美香子
編集　　　　　サントラップ
装丁・デザイン　BABU

毎日続ける やせる サラダごはん

2016年7月9日　初版第一刷発行

発行者　　　永田勝治
発行所　　　株式会社オーバーラップ
　　　　　　〒150-0013　東京都渋谷区恵比寿1-23-13
印刷・製本　大日本印刷株式会社

©2016 Mikako Nakahara / OVERLAP
2016 Printed in Japan
ISBN978-4-86554-140-3 C0077

＊本書の内容を無断で複製・複写・放送・データ配信などをすることは、固くお断りいたします。
＊乱丁本・落丁本はお取替えいたします。下記カスタマーサポートセンターまでご連絡ください。
＊定価はカバーに表示してあります。

【オーバーラップ　カスタマーサポート】
電話　03-6219-0850
受付時間　10：00 ～ 18：00（土日祝日をのぞく）
http://over-lap.co.jp/lifestyle/

PC、スマホから
WEBアンケートに
ご協力ください

●サイトへのアクセスの際に発生する通信費等はご負担ください。
http://over-lap.co.jp/865541403